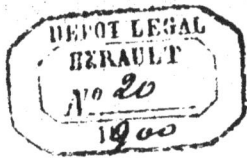

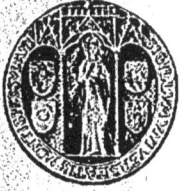

Hystéropexie

Amputation du col

et Grossesse

MONTPELLIER

GUSTAVE FIRMIN ET MONTANE

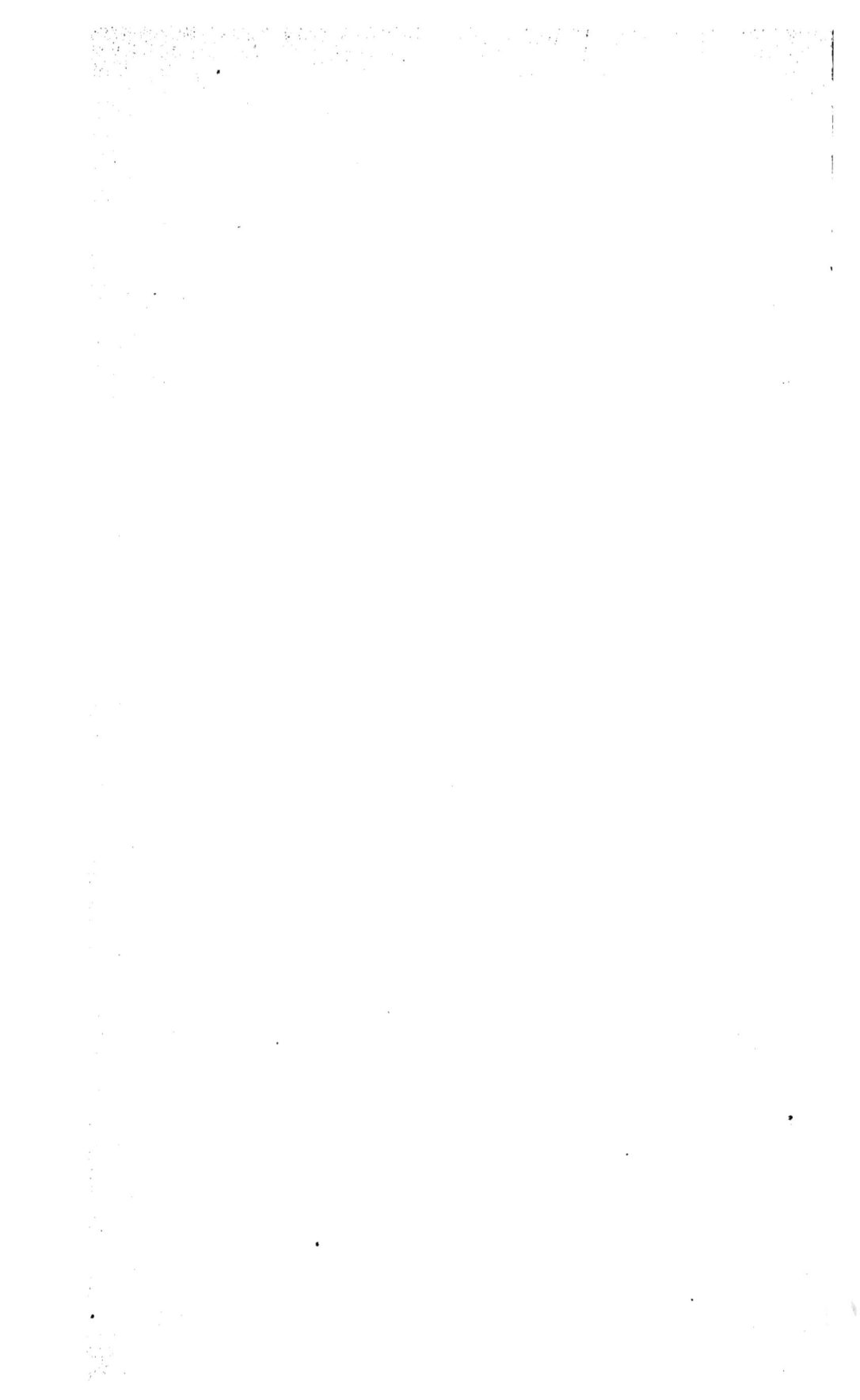

DE L'HYSTÉROPEXIE

ET DE

L'AMPUTATION DU COL UTÉRIN

DANS LEURS RAPPORTS

AVEC LA GROSSESSE ET L'ACCOUCHEMENT

PAR

Léonce THIEUX

DOCTEUR EN MÉDECINE

ANCIEN AIDE D'ANATOMIE ET DE PHYSIOLOGIE A L'ÉCOLE DE MÉDECINE
ANCIEN EXTERNE ET INTERNE A L'HÔTEL-DIEU
ET A LA CONCEPTION DE MARSEILLE

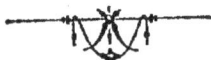

MONTPELLIER

G. FIRMIN et MONTANE, IMPRIMEURS DE L'UNIVERSITÉ

Rue Ferdinand-Fabre et Quai du Verdanson

1900

A MES MAITRES ET MES AMIS

DES HOPITAUX ET DE L'ÉCOLE DE MÉDECINE DE MARSEILLE

A mes Maîtres de la Faculté de Montpellier, et particulièrement à M. le docteur GRYNFELTT, professeur de clinique obstétricale, chirurgien en chef de la Maternité, qui a bien voulu accepter la présidence de cette thèse, à mes juges MM. les docteurs TÉDENAT, professeur de clinique chirurgicale, PUECH et VALLOIS, professeurs-agrégés,

Je dédie ce travail, œuvre initiale de ma vie.

L. THIEUX

INTRODUCTION

Les opérations qui se pratiquent sur l'utérus et ses annexes ne sont point toujours sans déterminer un retentissement fâcheux sur les grossesses et les accouchements ultérieurs. Il est indéniable que, depuis la vulgarisation récente de ces interventions, les accoucheurs se sont parfois trouvés en présence de difficultés inconnues jusqu'alors et précisément créées par ces opérations.

Loin de nous la pensée de vouloir faire la critique de la chirurgie gynécologique moderne ; nous nous proposons simplement d'examiner les conséquences que peuvent avoir certaines opérations intéressant la zone génitale sur les grossesses et les accouchements consécutifs. Nous étudierons spécialement l'hystéropexie et l'amputation du col de l'utérus, qui sont les deux interventions conservatrices les plus communément pratiquées sur l'organe gestateur.

DE L'HYSTÉROPEXIE

ET DE

L'AMPUTATION DU COL UTÉRIN

DANS LEURS RAPPORTS

AVEC LA GROSSESSE ET L'ACCOUCHEMENT

PREMIÈRE PARTIE

HYSTÉROPEXIE ET PUERPÉRALITÉ

CHAPITRE PREMIER

HISTORIQUE

C'est au Congrès des Gynécologistes allemands de Fribourg-en-Brisgau (1889) que l'on s'occupe pour la première fois des conséquences de l'hystéropexie abdominale pour les grossesses ultérieures.

Küstner s'y montre opposé à la pratique de cette opération sur une femme encore susceptible de devenir mère.

Sænger et Routier y apportent chacun une observation de grossesse survenue dans un utérus fixé. La malade de Sænger avorta au sixième mois ; celle de Routier accoucha heureusement à terme.

L'attention se trouvant éveillée sur ce point intéressant, les observations se multiplient pendant les années suivantes.

En 1890, Baudouin (1) défend l'hystéropexie dans sa thèse de doctorat.

En 1891, Olshausen (2) publie l'observation d'une femme, sur laquelle Kaltenbach avait pratiqué une hystéropexie, qui devint enceinte et qui accoucha spontanément à terme. Labusquière (3) se montre partisan de l'hystéropexie, en France, de même que Fraipont (4) en Belgique. Il n'en est point ainsi pour Gottschalk (5) qui, ayant eu l'occasion d'observer une femme hystéropexiée qui avorta plusieurs fois, rejette absolument cette opération chez les jeunes femmes.

Sperling (6) publie le résultat de dix hystéropexies : trois femmes sont devenues enceintes et deux ont accouché normalement à terme.

Viennent ensuite les observations de Flaischlen (7), de Sænger (8), de Léopold (9), de Howitz-Meyer (10), de Jacobs (11).

---

(1) Baudouin.—Hystéropexie abdominale antérieure et opérations sus-pubiennes dans les rétroversions de l'utérus. *Thèse de Paris,* 1890.

(2) Olshausen. — Die Laparotomien der Universitats-Frauen-klinik. *Berlin. Wahrender,* 1891.

(3) Labusquière. — *Annales de Gynécologie,* août 1891.

(4) Fraipont. — *Annales de la Société de la Médecine et de Chirurgie de Liège,* 1891.

(5) Gottschalk. — *Centralblatt für Gynæk.,* nᵒˢ 8 et 20, 1891.

(6) Sperling. — Zehn weitere Falle von ventrofixatio Uteri retro-flexi. *Deuts. med. Woch,* 1891.

(7) Flaischlen.—Zur ventrofixatio Uteri. *Zeit. für Geb. und Gyn.,* t. XXII, 1891.

(8) Sænger.—Ueber Schwangerschaft nach conservativer ventro-fixatio Uteri retroflexi. *Centr. für Gyn.,* 1891.

(9) Leopold. — *Centr. für Gyn.,* 1891.

(10) Howitz-Meyer. — Der operative Behandlung af retrodevia-tioner af Uterus, *Gyn og. obst. Meddelelser,* t. VIII, 1891.

(11) Jacobs.— *Soc. d'obst., de gyn. et de péd. de Paris,* déc. 1891.

— 9 —

En 1892, paraît la thèse de Bégouin (1); la même année, Rivière (2), étudiant la valeur respective de l'hystéropexie et de l'opération d'Alexander, fait des réserves au sujet des complications que l'hystéropexie peut entraîner pendant la grossesse et l'accouchement. Son élève, Lamort (3), développe ses conclusions dans sa thèse inaugurale, en 1894.

Entre temps (1893), Currier (4), Wegener (5), Bion (6), Chaput (7), ont publié diverses observations.

En 1894, nous trouvons les écrits de Fritsch (8), de Winter (9), de Loelhein (10), de Sinclair (11), ainsi que les thèses de Bouffandeau (12) et de Léon (13).

L'année 1895 voit éclore les travaux de Milænder (14),

---

(1) Bégouin. — Contribution à l'étude de l'hystéropexie abdominale. *Thèse de Bordeaux*, 1892.

(2) Rivière. — De l'hystéropexie et du raccourcissement des ligaments ronds au point de vue obstétrical. *Soc. d'obst. de Bordeaux*, juin 1892.

(3) Lamort. — De l'influence comparée du raccourcissement des ligaments ronds et de l'hystéropexie abdominale au point de vue obstétrical. *Thèse de Bordeaux*, 1894.

(4) Currier. — *Centr. für Gyn.*, 1893.

(5) Wegener. — *Centr. für Gyn*, 1873.

(6) Bion. — Resultate der ventrofixatio Uteri. *Bern*, 1893.

(7) Chaput. — *Soc. d'obst., de gyn. et de péd. de Paris*, 1893.

(8) Fritsch. — *Soc. méd. de Berlin*, 1894.

(9) Winter. — *Soc. de gyn. et d'obst. de Berlin*, mars 1894.

(10) Loelhein. — Ueber Schwangerschaft nach Hysteropexie. *Deutsch med. Woch.*, 1894.

(11) Sinclair. — *Manchester Chronicle*, avril 1894.

(12) Bouffandeau. — De l'hystéropexie abdominale par le procédé de Laroyenne. *Thèse de Lyon*, 1894.

(13) Léon. — Des résultats de l'hystéropexie abdominale antérieure au point de vue de la grossesse. *Thèse de Lyon*, 1894.

(14) Milænder. — Ventrofixatio des Uterus. Schwangersch aft und Duerlage des Kindes, *Zeits, für Geb. und Gyn.*, XXXIII,

de Berruyer (1), de Schatz (2), de Lefaye (3), de Goullioud (4), de Gubaroff (5), de Sperling (6).

Tandis que les conclusions de Léon étaient favorables à l'hystéropexie, d'après l'observation de 36 femmes, celles de Milænder, basées sur 74 cas, lui sont absolument contraires.

En 1896, paraissent les publications de Bastianelli (7), de Mackenrodt (8), d'Abel (9), de von Guérard (10), de Strasmann (11), de Noble (12), d'Edebohls (13), de Napier (14), de Condamin (15), de Schwartz (16), de Péan (17), de Dorland (18), de Jacobs (19), de Jeannel (20), de Né-

(1) Berruyer — L'hystéropexie abdominale antérieure dans le traitement des rétrodéviations utérines. Contribution à l'étude des résultats éloignés. *Thèse de Lyon*, 1894.

(2) Schatz. — *British med. Journal*, octobre 1895.

(3) Lefaye. — Quelques opérations sur l'utérus et sur les annexes dans leurs rapports avec la grossesse et l'accouchement. *Thèse de Paris*, 1895.

(4) Goullioud. — *Province méd.*, 1895, n° 10.

(5) Gubaroff. — *Semaine méd.*, 5 juin 1895.

(6) Sperling. — *Deutsch. med. Woch.*, février 1895.

(7) Bastianelli. — Opérations pour les rétrodéviations utérines *Annali di ostetr. e ginecol.*, février 1896.

(8) Mackenrodt. — *The american journ. of obstet.*, 1896.

(9) Abel. — *Bulletin médical*, 18 mars 1896.

(10) Von Guérard. — Koliotomie bei Geburtsstörung nach ventrifixur. *Centr. für gyn.* 16 mai 1896.

(11) Strasmann. — *Arch. für Gyn.*, L, 1896.

(12) Noble. — *The amer. Journ. of obst.*, août 1896.

(13) Edebohls. — *Medical news*, mars 1896.

(14) Napier. — *British gynec. Society*, 1896.

(15) Condamin. — *Lyon médical*, 1896.

(16) Schwartz. — *Congrès de gyn. et d'obst. de Genève*, 1896.

(17) Péan. — *Congrès de gyn. et d'obst. de Genève*, 1896.

(18) Dorland. — *University med. Magazine*, déc. 1896.

(19) Jacobs. — *Congrès de gyn. et d'obst. de Genève*, 1896.

(20) Jeannel. — Suites éloignées de l'hystéropexie. *Arch. méd. de Toulouse*, juillet 1896.

gri (1), les thèses de Müller (2), de Lucien (3) et de Piras (4), et surtout le remarquable mémoire de Démelin (5), réunissant 112 observations.

Gibert (6), Audebert et Binaud (7), Blanc (8), Selhorst (9), Penrose (10), Sænger (11), Norris (12), Heaton (13), Kober (14), Hirst (15), font paraître leurs travaux en 1897 ; Krim (16), Zeimet (17), Bidone (18), Lindfors (19), Lapthorn-Smith (20), en 1898.

(1) Negri. — *Annali di Ostet.*, 1896, n° 6.

(2) Müller.— Zur operativen Behandlung der Retroversioflexio Uteri. *Thèse de Wurzburg*, 1896,

(3) Lucien. — Influence de l'hystéropexie abdominale antérieure sur les grossesses ultérieures. *Thèse de Nancy*, 1896.

(4) Piras. — De l'hystéropexie abdominale dans ses rapports avec la puerpéralité. *Thèse de Paris*, 1896.

(5) Démelin. — Des hystéropexies considérées au point de vue obstétrical. *L'Obstétrique*, sept. 1896.

(6) Gibert. — Deux cas de grossesse à terme après hystéropexie abdominale antérieure. *L'Obstétrique*, mars 1897.

(7) Audebert et Binaud. — Hystéropexie et grossesse. *Soc. de gyn. de Bordeaux*, 1897.

(8) Blanc. — De la grossesse et du travail après l'hystéropexie abdominale antérieure. *Thèse de Lyon*, 1897-98.

(9) Selhorst. — Rechtzeitige Geburt bei Ventrofixation des Uterus. *Centr. für Gyn.*, 1897.

(10) Penrose. — *The amer. Journ. of Obst.*, 1897.

(11) Sænger. — Ueber Schwangerschaft nach conservativer ventrofixatio uteri retroflexi. *Centralbl. für Gyn.*, 1897, n° 16.

(12) Norris. — *The amer. Journ. of Obst.*, 1897.

(13) Heaton. — *The amer. gynec. Journ.*, 1897, octobre.

(14) Kober. — La grossesse et l'accouchement après les antéfixations *Thèse de Breslau*, 1897.

(15) Hirst. — *The amer. Journ. of Obst.*, 1897.

(16) Krim. — *Cincinnati med. Journ.*, 1898, septembre.

(17) Zeimet. — Les résultats de l'hystéropexie abdominale. *Thèse de Paris*, 1898.

(18) Bidone — *Atti della Societa italiana di ostet. e ginec.*, 1898.

(19) Lindfors.— Fall von wiederholder Ventrofixatio Uteri gegen Prolaps. *Centr. für gyn.*, avril 1898.

(20) Lapthorn-Smith. — *Medical News*, 9 juillet 1898.

Enfin, en 1899, Pinard porte la question devant la Société de gynécologie, d'obstétrique et de pédiatrie de Paris et soulève une discussion sur ce sujet. M. Villeneuve (1) publie sa thèse de doctorat peu après, et M. Rudaux présente une observation à la Société d'obstétrique, de gynécologie et de pédiatrie de Paris.

Tous ces travaux visent particulièrement l'hystéropexie abdominale ou hystéropexie supérieure, c'est-à-dire la méthode la plus communément employée et, sans contredit, la meilleure de fixation de l'utérus déplacé. L'*hystéropexie inférieure* ou *vaginale*, à peu près généralement délaissée aujourd'hui, et à juste titre, a eu un moment de vogue, surtout en Allemagne. Ses rapports avec la puerpéralité ont été étudiés par Mackenrodt (2), Duhrssen (3), Strassmann (4), Kossmann (5), Dœderlein (6), Græfe (7), Wertheim (8), Flaischlen (9), Wenderler (10), Démelin (11), Gessner (12), Olshausen (13). Cette question a soulevé également plusieurs discussions au sein des Sociétés

---

(1) Villeneuve. — De l'hystéropexie abdominale antérieure dans ses rapports avec la puerpéralité. *Thèse de Toulouse*, 1899.

(2) Mackenrodt. -- *Deutsch med. Woch.*, juin 1892.

(3) Duhrssen. — *Zeits für Geb.*, 1892 ; *Centr. für Gyn.*, 1892 ; *Arch. für Gyn.*, 1894 ; *Berl. klin. Woch.*, 1896.

(4) Strassmann. — *Zeits für Geb.*, vol. 33 ; *Arch. für Gyn.*, 1896.

(5) Kossmann. — *Zeits für Geb.*, vol. 34.

(6) Dœderlein. — *Centr. für Gyn*, 1896.

(7) Græfe. — *Zeits für Geb.*, vol. 34.

(8) Wertheim. — *Centr. für Gyn.*, 1896.

(9) Flaischlen. — *Zeits für Geb.*, vol. 34.

(10) Wenderler. — *Zeits für Geb.*, vol. 34.

(11) Démelin. — *Loc. cit.*

(12) Gessner. -- Geburtsstörung nach Vaginofixation. *Berl. klin. Woch.*, déc. 1896.

(13) Olshausen. — Ueber Carcinom und Schwangerschaft. *Berl. klin. Woch.*, mai 1897.

savantes : Société d'obstétrique et de gynécologie de
Leipzig (18 novembre 1895), Société d'obstétrique et de
gynécologie de Berlin (janvier-mars 1895), Société de
gynécologie et d'obstétrique de Bruxelles (19 janvier 1896).

Enfin, au cours même de la grossesse, suivant le conseil de M. Baudouin, on a eu recours quelquefois à l'hystéropexie dans des cas graves de rétroversion utérine.
Piras (1) et Jacobs (2) ont réuni cinq observations d'hystéropexie sur l'utérus gravide.

(1) Piras. — *Loc. cit.*
(2) Jacobs. — *Arch. de Tocol.*, juillet 1896.

CHAPITRE II

MARCHE DE LA GROSSESSE APRÈS L'HYSTÉROPEXIE

Un premier point est à élucider d'abord : l'hystéropexie a-t-elle une action favorable ou non sur la fécondation ?

La question n'est point aussi facile à résoudre qu'on se l'imaginerait de prime abord. Sans doute, théoriquement, la remise en position correcte de l'utérus déplacé ne peut que contribuer à favoriser sa fonction ; mais, d'autre part, que de femmes deviennent enceintes qui ont une déviation utérine très prononcée quelquefois, parfois même en prolapsus.

Si l'on n'est point édifié sur la mesure exacte dans laquelle l'hystéropexie contribue à la conception, on est à même, tout au moins, d'affirmer que cette opération ne gêne en rien la fécondation ; les très nombreuses observations de grossesses survenues dans l'utérus chirurgicalement fixé en font foi. La majorité des auteurs estime même que l'hystéropexie facilite la conception.

La fécondation effectuée, comment va se passer la grossesse dans ces conditions évidemment anormales ? Chez quelques opérées, tout évolue pour le mieux, mais ces cas heureux sont rares ; la plupart des femmes présentent, au cours de la gestation, des complications diverses et de gravité variable. Ces accidents sont : les douleurs, les vomissements incoercibles, la cystite, les hémorragies, l'avortement et l'accouchement prématuré.

1° *Douleurs.* — Elles apparaissent dans les premiers mois de la grossesse. Elles sont intimement liées au développement de l'utérus. Celui-ci n'étant plus libre, mais au contraire adhérent en avant soit à la paroi abdominale, soit au vagin ou à la vessie, ou bien encore fixé par les annexes, suivant le procédé opératoire suivi, se trouvera dans l'impossibilité de se dilater régulièrement : il en résultera des tiraillements et des douleurs.

On sait que les diverses régions de l'utérus ne se développent point simultanément, mais successivement : dans les deux premiers mois, ce sont surtout les faces antérieure et postérieure qui s'accroissent, la face antérieure plus encore que la postérieure ; à partir du troisième mois, le fond de l'utérus prend un accroissement prépondérant ; pendant les trois derniers mois enfin, c'est le segment inférieur qui subit une ampliation considérable.

Il suit de là que plus le point au niveau duquel ont porté les fils se trouve bas situé sur l'utérus, moins tôt le développement de l'organe sera gêné et moins précoces seront les douleurs. A cet égard, les hystéropexies vaginales seraient les meilleures, si elles ne présentaient, des inconvénients bien autrement redoutables. Du reste, les douleurs, dans ces cas, pour être plus tardives, n'en constituent pas moins un accident plus fréquent que dans les hystéropexies abdominales.

Les douleurs siègent souvent au point même de la fixation (Gottschalk, Olshausen) ou dans tout autre point de

l'abdomen, soit dans la région lombaire ; elles sont exas-
pérées par la marche.

C'est plus généralement vers le troisième mois qu'elles
sont ressenties ; elles sont parfois excessivement violentes,
au point même de nécessiter l'emploi constant de la mor-
phine, comme dans le fait de Krim.

Démelin a noté les douleurs 27 fois sur 127 cas d'hystéropexie abdominale, soit 21 fois sur 100, et 7 fois sur
29 cas d'hystéropexie vaginale, soit 24 fois sur 100.

Ces douleurs sont parfois le prélude d'un avortement.

2° *Vomissements incoercibles*. — On sait que toute ano-
malie utérine est susceptible de déterminer cette complication.

Elle est néanmoins assez rarement indiquée après l'hystéropexie ; Lœhlein en rapporte deux observations et
Fritsch une autre.

3° *Troubles vésicaux*. — Rares à la suite de l'hystéropexie abdominale, qui améliore même la cystite occasionnée par la déviation, les troubles vésicaux sont fréquemment observés après l'hystéropexie inférieure.

Sur 29 grossesses, Dürhssen a noté 5 cas, soit 17 fois
sur 100, où il y eut des douleurs, du ténesme, de la cystite,
des calculs. On avait pratiqué dans ces cas l'hystéropexie par la voie vaginale ; tandis que sur 127 observations de ventrofixation, Démelin n'a relevé que 2 cas de
cystite.

4° *Hémorragies*. — Ainsi que le fait clairement ressortir M. Villeneuve dans sa thèse, l'hystéropexie abdominale favorise l'insertion vicieuse du placenta par suite
de l'antéversion pathologique de l'utérus ; par suite aussi
de l'inégal développement des parois utérines, le placenta

est sujet à subir de brusques tiraillements et consécutivement à se déchirer.

Les hémorragies sont une complication fréquente de la grossesse après l'hystéropexie ; elles aboutissent souvent à l'arrêt de la gestation (Sœnger, Olshausen, Laroyeune, Caubet, Gottschalk, etc.). Dans notre observation première, la malade perdit du sang pendant dix-huit jours et finit par avorter.

Villeneuve a trouvé 6 cas d'hémorragies sur 134 grossesses.

5° *Avortement et accouchement prématuré.* — Les adhérences pariétales jouent là encore un rôle capital. Il est d'observation courante que les adhérences inflammatoires péri-utérines déterminent fréquemment l'avortement en dehors de toute opération. Le même accident pourra donc survenir comme conséquence de l'établissement prémédité d'adhérences dans un but thérapeutique. Les tiraillements exercés à leur niveau par le développement graduel de l'utérus déterminent des contractions douloureuses de cet organe, qui peuvent aboutir à l'expulsion de l'œuf.

D'autre part, après la ventrofixation, la face antérieure de l'utérus est fortement attirée en avant, la cavité utérine s'agrandit, ce qui facilite, nous l'avons vu, l'insertion basse du placenta, et aussi l'avortement.

Sur 134 grossesses après hystéropexie abdominale, Villeneuve a relevé 19 avortements, soit 14, 9 sur 100, et 11 accouchements prématurés, soit 8,2 pour 100.

95 grossesses, après hystéropexie vaginale, ont fourni à Démelin 19 avortements et 19 accouchements prématurés, soit 21 pour 100.

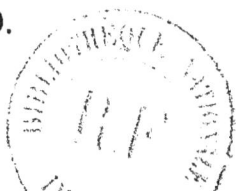

2

Du côté du fœtus, au cours de la grossesse, nous devons noter le défaut d'accommodation, résultat naturel du peu de mobilité de l'utérus et de son antéversion. Les présentations de l'épaule sont fréquentes, surtout à la suite de la vaginofixation.

CHAPITRE III

MARCHE DE L'ACCOUCHEMENT APRÈS L'HYSTÉROPEXIE

De même que, chez quelques femmes, la grossesse est normale après l'hystéropexie, ainsi, pour un certain nombre d'entre elles également, le travail n'est nullement entravé et l'accouchement s'effectue spontanément à terme (Routier, Fraipont, Sperling, Léon, Démelin).

Il est même à remarquer que l'accouchement donne moins souvent lieu à complication que la grossesse elle-même après l'hystéropexie abdominale. Démelin note, en effet, 80 expulsions spontanées sur 94 accouchements à terme, soit 85 pour 100, à la suite de ventrofixation. La dystocie est plus à craindre après l'hystéropexie inférieure. Le même auteur trouve 69 accouchements spontanés sur 95 grossesses arrivées à terme, soit 72,6 p. 100.

Si nous distinguons maintenant entre les hystéropexies vaginales extra-péritonéales et les hystéropexies vaginales intra-péritonéales, nous voyons immédiatement que les dernières sont incomparablement plus dangereuses que les premières. Ainsi, après vaginofixation extra-péritonéale, il y eut 62 accouchements spontanés sur 73 grossesses, soit 85 pour 100, tandis que, sur 22 grossesses après l'opération intra-péritonéale, il n'y eut que 7 accouchements naturels, soit 32 pour 100 seulement. Il est vrai d'ajouter qu'il y eut environ 20 p. 100 d'avortements pour les deux groupes réunis.

I. TRAVAIL.. — Pendant le travail, les complications à redouter sont : *du côté de l'utérus,* les tiraillements douloureux, les contractions irrégulières, la dilatation sacciforme du segment inférieur, l'inertie, la rupture utérine ; *du côté de l'œuf,* la rupture prématurée des membranes, l'hémorragie, les présentations vicieuses, les procidences.

A. COMPLICATIONS VENANT DE L'UTÉRUS. — 1° *Tiraillements.* — Ils sont sous la dépendance directe des adhérences pariétales ; ils sont plus violents et plus douloureux que pendant la grossesse, car les contractions utérines et les contractions des muscles de l'abdomen viennent encore ajouter leurs efforts.

Les tractions exercées sur la cicatrice abdominale sont parfois si fortes qu'à chaque douleur, celle-ci déprime l'abdomen.

Quand il y a eu hystéropexie vaginale, les tiraillements s'exercent sur le vagin ou sur la vessie.

2° *Contractions irrégulières.* — Sur un utérus normal et libre d'adhérences, les parois musculaires se contractent avec ensemble et concourent synergiquement à l'effacement du col et à sa dilatation, ainsi qu'à l'engagement et à l'expulsion du fœtus.

Après l'hystéropexie, les adhérences viennent briser l'onde contractile, annihiler le résultat d'une partie des contractions, faire dévier les autres de leur véritable but. D'autre part, après l'hystéropexie abdominale, la paroi antérieure de l'utérus ne pouvant subir une ampliation suffisante, la paroi postérieure est forcée de se développer anormalement et de s'amincir en conséquence, d'où épaisseur inégale des parois utérines et contractions inégales et sans énergie.

Par contre, dans quelques cas rares, l'utérus, excité par l'obstacle qu'il rencontre à sa contraction, se tétanise au point parfois de mettre en danger la vie du fœtus.

3° *Dilatation sacciforme du segment inférieur.* — L'utérus étant en antéversion marquée après l'hystéropexie, son axe ne correspond plus à celui du bassin; aussi le fœtus, qui doit fatalement passer par l'axe pelvien, tendra-t-il à appuyer sur la paroi antérieure du segment inférieur et à la déprimer de plus en plus, tandis que le col se trouve refoulé en haut et en arrière.

Au moment du travail, cette paroi antérieure du segment inférieur pourra être refoulée très bas au-devant de la présentation et s'amincir à un tel point qu'un observateur non prévenu s'imaginera toucher la présentation directement, ou encore, à travers la poche des eaux, avec une dilatation complète, alors que le col est situé parfois au niveau du promontoire et à peine ouvert. Il se dilate dans ces cas très difficilement et d'une façon fort irrégulière.

Noble et Norris ont signalé des cas de dilatation sacciforme.

4° *Inertie utérine.* — L'inertie utérine après l'hystéropexie provient de plusieurs causes: d'abord, de l'irrégularité et de la faiblesse des contractions musculaires; ensuite, de la position vicieuse de l'utérus, trop incliné en avant; antéversion favorable, nous l'avons vu, au développement sacciforme du segment inférieur et s'opposant à la dilatation régulière du col; enfin, quelquefois, cette inertie est due à la fatigue du muscle surmené par des efforts restés sans résultat.

Quoi qu'il en soit, l'inertie utérine est une complication fréquente de la grossesse après l'hystéropexie abdominale. Sur 90 présentations du sommet, Démelin a relevé 9 applications de forceps et 2 versions, et pour une présentation de siège, une extraction manuelle.

L'inertie utérine est moins commune après l'hystéropexie vaginale.

5° *Rupture de l'utérus.* — Bien qu'on n'aie jamais observé la rupture de l'utérus dans les cas qui nous occupent, elle a été quelquefois si imminente qu'elle a droit d'être comptée comme une complication véritable de l'hystéropexie.

Elle serait provoquée soit par l'amincissement extrême de la paroi postérieure de l'utérus (Norris), soit par un véritable arrachement de la paroi antérieure au niveau des adhérences, ainsi que cela se produisit incomplètement dans une observation de von Guérard. Les présentations transversales, la lenteur du travail, favorisent naturellement cette rupture.

Gottschalk a dû opérer une femme d'urgence pour prévenir une déchirure de l'utérus.

Dans un cas de Strassmann, il y eut déchirure du cul-de-sac antérieur après l'hystéropexie vaginale.

B. COMPLICATIONS VENANT DE L'OEUF. — 1° *Rupture prématurée des membranes.* — La rupture prématurée des membranes a été notée par Duschelk, Norris, Pinard ; elle est assez rarement signalée et se rencontre presque toujours en coïncidence avec une présentation vicieuse.

2° *Hémorragie.* — Par suite de l'irrégularité des contractions utérines, le placenta est sujet à subir un décollement partiel au cours du travail et à produire ainsi une hémorragie généralement difficile à arrêter.

3° *Présentations vicieuses du fœtus.* — Plusieurs causes concourent à empêcher l'accommodation du fœtus : c'est d'abord l'élévation de l'utérus, retenu par les adhérences abdominales, c'est ensuite son antéversion exagérée, c'est enfin et surtout l'irrégularité de ses contractions.

Sur 104 grossesses arrivées à terme après l'hystéropexie abdominale, Villeneuve relève 3 présentations de l'*oreille* (Olshausen), 13 présentations du tronc, soit 9,7 pour 100, et 3 présentations du siège, soit 2,17 pour 100.

A la suite de la colpo-hystéropexie, Démelin note 6 présentations transversales, soit 8 pour 100.

4° *Procidences.* — Avec des présentations appuyant mal, avec des présentations souvent vicieuses, les procidences doivent être fréquentes ; et d'abord, les poches des eaux en boudin sont signalées par plusieurs auteurs.

Sur 104 accouchements à terme après ventrofixation, Villeneuve trouve 2 procidences du cordon et une des mains; après l'hystéropexie vaginale, nous-même, sur 77 cas, nous avons relevé 5 fois la procidence du cordon.

II. DÉLIVRANCE. — La délivrance est susceptible de donner lieu aussi à quelques complications, dont les principales sont : la rétention placentaire et l'hémorragie.

1° *Rétention du placenta.* — L'inertie utérine, fréquente après un travail long et pénible, est la cause habituelle de la rétention du délivre. Parfois, l'arrière-faix est retenu par un enchatonnement, ou bien il n'est point expulsé parce que l'utérus, bridé par les adhérences, revient mal sur lui-même.

2° *Hémorragie.* — Ce que nous venons de dire à propos de l'inertie utérine et de la rétention placentaire explique la fréquence de l'hémorragie et nous éclaire sur ses causes.

La perte sanguine peut être considérable ; dans un cas même, von Guérard fut obligé d'ouvrir l'abdomen de son accouchée pour tarir une hémorragie profuse ; il découvrit un hématome dans l'épaisseur des parois utérines au point d'union avec les adhérences pariétales et créé précisément par les tiraillements exercés à ce niveau. On libéra l'utérus, on ouvrit l'hématome, on sutura les parois et l'abdomen, et l'opérée guérit.

Sur 134 grossesses après l'hystéropexie abdominale, Villeneuve a trouvé 12 fois l'hémorragie notée comme complication, soit 8,8 pour 100, tandis que Démelin ne l'a rencontrée que dans la proportion de 1,3 pour 100 après la colpo-hystéropexie.

CHAPITRE IV

MARCHE DES SUITES DE COUCHES APRÈS L'HYSTÉROPEXIE

Un fait bien digne de remarque est la rareté des complications au cours des suites de couches après hystéropexie.

Après la ventrofixation, le post-partum a généralement été physiologique et sans élévation de température. Noble perdit cependant une accouchée de septicémie au septième jour, mais il avait dû lui pratiquer une opération césarienne.

L'hémorragie secondaire a été rarement observée; pourtant, Chaput a vu une hémorragie secondaire qui résista au traitement pendant six semaines.

CHAPITRE V

ANATOMIE PATHOLOGIQUE

1° HYSTÉROPEXIE ABDOMINALE. — On a pu observer directement dans quelques cas l'utérus pendant la grossesse même, ou peu après l'accouchement. On a constamment noté que sa paroi antérieure se trouvait beaucoup plus épaisse et plus résistante que sa paroi postérieure. Celle-ci se montrait toujours extrêmement amincie, jusqu'à faire redouter parfois sa rupture imminente.

Les adhérences peuvent être intimes et solidement établies entre l'utérus et l'abdomen, elles sont alors très courtes ; la face antérieure de l'utérus fusionne, pour ainsi dire, avec la face postérieure de la paroi abdominale. On observe aussi des adhérences plus lâches ; il existe alors une sorte de pédicule entre l'abdomen et l'utérus ; celui-ci jouit dans ce cas de quelques mouvements. Cette bride fibreuse a une longueur qui varie de quelques millimètres à 5 ou 6 centimètres et même davantage ; plus le pédicule est long et, naturellement, plus l'utérus se trouve mobile.

Il arrive, enfin, quelquefois, de ne plus rencontrer que des vestiges d'adhérences, des cicatrices fibreuses sur les parois utérine et abdominale : dans ce cas, les adhérences se sont rompues et l'utérus a recouvré sa liberté entière.

C'est qu'en effet, l'utérus tend constamment à s'affranchir des liens qui le soudent à l'abdomen. Dans l'état de vacuité, la pesanteur et les mouvements agissent seuls pour arriver à ce résultat; ils sont parfois suffisants pour allonger les adhérences et même pour les rompre, si elles ne sont point suffisamment solides.

Pendant la grossesse, l'ampliation utérine agit d'une façon bien plus énergique encore dans le même but, le poids de l'utérus exerce des tractions de plus en plus fortes; aussi, n'est-il point étonnant que les adhérences subissent une élongation et arrivent même à se rompre. Il ne faut point oublier non plus qu'elles participent à l'imbibition générale qui envahit l'atmosphère péri-utérine pendant la grossesse et qui la ramollit considérablement; les adhérences deviennent donc plus élastiques au cours de la gestation.

Un fait constant est l'antéversion utérine; le col se trouve refoulé en arrière et très haut contre le sacrum, par suite, le vagin est très allongé; il existe souvent un rétrécissement de ce conduit à sa partie supérieure.

Les ligaments ronds sont horizontaux et se dirigent obliquement de dedans en dehors et d'arrière en avant.

M. Segond a eu l'occasion d'extirper un utérus sur lequel il avait pratiqué la ventrofixation sept ans auparavant. Voici ce qu'il a observé : « A l'ouverture du ventre, l'utérus apparut, amarré à la paroi par huit tractus, vestiges des quatre fils de soie à l'aide desquels j'avais fixé la matrice en 1892, fils dont nous n'avons pas retrouvé trace. Chacun de ces cordons fibreux mesurait environ 2 centimètres de longueur; ils étaient les seuls moyens de soutien de l'utérus, et, dans leur ensemble, formaient une sorte de treillage dont les mailles étaient évidemment très bien disposées pour se prêter à un étranglement interne ».

2° HYSTÉROPEXIE VAGINALE. — On observe la même antéversion exagérée de l'utérus ; l'axe du canal utéro-vaginal
décrit une sorte de fer à cheval dont la concavité embrasse
la symphyse pubienne.

La paroi antérieure de l'utérus est très épaisse, elle
fait corps avec la partie supérieure de la paroi antérieure du vagin ou avec la face postérieure de la vessie.
A ce niveau, se trouvent les adhérences plus ou moins
développées.

La paroi postérieure de l'utérus est très émincie, c'est
elle, en effet, qui doit suffire presque seule au développement de l'utérus. Le vagin est extrêmement allongé.

CHAPITRE VI

DIAGNOSTIC — PRONOSTIC — TRAITEMENT

DIAGNOSTIC. — Dans le cas d'hystéropexie abdominale, la présence d'une cicatrice sous-ombilicale éveillera tout d'abord l'attention de l'accoucheur. Il ne devra point s'en tenir aux explications de la femme au sujet de l'opération qu'elle a subie, mais s'efforcer de vérifier, par l'examen direct, la méthode opératoire qui a été suivie, ainsi que ses résultats.

Ce qui importe surtout, c'est de pouvoir préciser le plus exactement possible le degré d'union existant entre la paroi abdominale et l'utérus. Il est capital, en effet, au point de vue du pronostic, d'être édifié sur la solidité et la longueur des adhérences.

Le palper abdominal, puis le palper combiné au toucher vaginal permettront de sentir que la face antérieure de l'utérus fait corps avec la paroi abdominale, qu'elles sont intimement unies. En faisant osciller l'utérus, celui-ci entraîne la peau du ventre au niveau de la cicatrice dans le cas de fusion des deux parois. S'il existe des brides fibreuses, on a la sensation de cordons tendus entre la paroi abdominale et la matrice, la longueur de ces adhérences peut être approximativement mesurée. Enfin, les adhérences ont-elles complètement disparu, l'utérus est entièrement libre et nullement solidaire de la paroi abdominale ; de plus, il est généralement alors en bonne position et non en antéversion, ce qui arrive quand il est adhérent à la paroi abdominale.

Pendant le travail, la cicatrice se déprime quelquefois au moment des douleurs, quand elle est reliée à la matrice par des adhérences serrées.

L'antéversion utérine sera reconnue quelquefois par l'inspection seule : ventre en obusier, ventre en besace. Dans tous les cas, la palpation et le toucher la diagnostiqueront ; on recherchera si elle est réductible, et jusqu'à quel point.

Le doigt, profondément introduit à cause de la longueur anormale du vagin, ira trouver le col très en arrière, souvent au niveau du détroit supérieur. On ne se laissera point tromper par la dilatation sacciforme de la paroi antérieure du segment inférieur.

La présentation reste généralement très élevée, mobile au détroit supérieur ; les bruits du cœur s'entendent plus ou moins haut ; l'excavation est le plus souvent vide à la fin de la grossesse et même au début du travail.

Après l'hystéropexie vaginale, on recherchera, par le toucher, l'état des adhérences utéro-vaginales ou utéro-vésicales.

PRONOSTIC. — 1° *Pour la mère.* — Au point de vue du pronostic, on doit établir une distinction capitale entre une grossesse survenue dans un utérus solidement adhérent à la paroi abdominale, au vagin ou à la vessie, et un utérus mobile ou tout au moins mobilisable. Les divers accidents que nous avons étudiés viennent toujours compliquer les cas dans lesquels l'utérus est soudé en avant et en antéversion forcée.

Généralement, au cours de la grossesse, l'utérus se libère plus ou moins des adhérences, soit qu'elles manquent de solidité, soit que l'imbibition gravidique des tissus péri-utérins facilite leur élongation. L'ampliation utérine se fait alors normalement par les deux faces, la grossesse évolue physiologiquement et l'accouchement est heureux.

Pour l'hystéropexie abdominale, Démelin a recherché quel est le procédé qui expose le plus aux accidents. Il a trouvé que 19 cas opérés par le procédé à sutures temporaires du fond et de la face antérieure de l'utérus ont donné 2 accouchements prématurés (10 0/0), 1 avortement (5 0/0), 2 fois des douleurs (10 0/0), en tout 26 0/0 d'accidents ; 40 cas opérés par le procédé à sutures perdues du fond et de la face antérieure de l'utérus ont donné 7 avortements (17 0/0), 3 menaces de fausse couche (7 0/0), 1 accouchement prématuré (2 0/0), soit 27 0/0 d'accidents en tout ; 13 cas opérés par les procédés de fixation indirecte ont donné 2 accouchements prématurés (15 0/0), 3 avortements (23 0/0), 1 fois des douleurs (7 0/0), soit en tout 46 0/0 d'accidents. C'est-à-dire que les procédés les plus dangereux pour la grossesse sont précisément les meilleurs au point de vue opératoire par la solidité des adhérences établies.

Le même auteur a recherché également l'influence que pouvait exercer le nombre de points de suture passés pour fixer l'utérus sur la grossesse et l'accouchement : avec un seul point de suture, il n'a relevé aucun accident ; avec deux points, les accidents apparaissent ; avec trois sutures et plus, les accidents se produisent dans la moitié des cas. Ceci se comprend aisément, car plus les points de contact sont nombreux et plus les adhérences sont développées entre l'utérus et la paroi abdominale.

La suppuration des fils agit dans le même sens, témoin notre observation première.

La mort de la mère s'est produite 4 fois sur 112 grossesses après ventrofixation. C'est là la statistique brute; mais la mort n'a jamais été causée directement par l'opération, elle a été occasionnée par une maladie de cœur, par une tumeur cérébrale ou par l'albuminurie et l'éclampsie.

Par contre, l'hystéropexie vaginale a à son actif 1 cas de décès de la mère sur 76 grossesses : cas de Strassmann, où il y eut déchirure du cul-de-sac antérieur et où l'on fit l'opération de Porro, la femme mourut une heure après l'opération.

2° *Pour l'enfant.* — Le pronostic est infiniment plus sombre. Nous avons vu déjà, au cours de la grossesse, le nombre d'avortements et d'accouchements prématurés que l'on enregistrait; pendant l'accouchement, son existence est menacée encore par la lenteur du travail et par les diverses manœuvres que l'on est obligé d'employer. L'hystéropexie vaginale, créant plus de danger au cours de l'accouchement, expose davantage le fœtus à périr à ce moment; par contre, l'hystéropexie abdominale entrave plus volontiers son développement.

Les chiffres suivant donneront une idée des dangers courus par le fœtus :

L'hystéropexie abdominale a donné lieu à 3 0/0 présentations de l'épaule, à 1 0/0 procidences du cordon, à 9,8 0/0 applications de forceps, à 4,3 0/0 versions, à 3,2 0/0 opérations césariennes; l'hsytéropexie vaginale a occasionné 8 0/0 présentations de l'épaule, 5,4 0/0 procidences du cordon, 2,7 0/0 forceps, 6,8 0/0 versions et 4 0/0 opérations césariennes.

Traitement. — Pendant la gestation, le traitement est purement symptomatique. On luttera par les moyens habituels contre les douleurs et l'arrêt prématuré de la grossesse. Le repos sera rigoureusement imposé en cas d'accidents. L'antéversion utérine pourra, quelquefois être corrigée dans une certaine mesure par le port d'une ceinture abdominale.

Si la femme a déjà eu une ou plusieurs grossesses suivies d'avortement, et si l'on est en droit de penser que ce sont bien les adhérences qui gênent l'ampliation utérine, il est indiqué de les rompre ainsi que le fit Gottschalk avec succès, puisque son opérée eut ensuite un accouchement à terme.

Après l'hystéropexie abdominale, on n'a généralement pas à intervenir au cours de la période de dilatation ; trois fois, cependant, on fut obligé de la compléter artificiellement : incisions profondes du col (Lindfors), dilatation manuelle (Olshausen), ballon de Champetier ; quatre fois l'accouchement fut impossible par les voies naturelles, on fit la césarienne, suivie ou non de l'amputation de Porro (Poltowich, Gubaroff, Abel, Rudaux). Ajoutons que, dans les observations de ces deux derniers auteurs, l'amputation du col était encore venue compliquer l'hystéropexie.

Au cours de l'expulsion, on est amené, nous l'avons vu, plus fréquemment que d'ordinaire, à faire des applications du forceps ou à pratiquer la version.

Après l'hystéropexie vaginale, la période de dilatation est généralement fort pénible, parce que, outre la mauvaise position du col, situé en haut et en arrière, les tissus de sa lèvre antérieure sont épaissis, plus ou moins scléreux et point dilatables.

L'incision des tissus cicatriciels fut pratiquée dans un

3

cas avec succès, par Gessner ; trois fois, l'opération césarienne ne put être évitée ; maintes fois aussi, on dut appliquer le forceps, mais, plus souvent encore, exécuter la
version.

Le *traitement prophylactique* sera de s'abstenir d'abord
autant que possible de pratiquer l'hystéropexie chez une
jeune femme susceptible encore de devenir mère ; on
donnera le choix au raccourcissement des ligaments ronds,
opération qui est bien moins grave au point de vue des
grossesses ultérieures. Si l'on est amené, toutefois, par
des indications précises à pratiquer l'hystéropexie, on
s'adressera, de préférence, à l'hystéropexie abdominale,
bien moins dangereuse que la vaginale ; le procédé sera
celui des sutures temporaires, on passera deux fils qui
seront retirés ultérieurement; les sutures devront toujours
être placées, suivant le conseil de Laroyenne (1), sur la
face antérieure de l'utérus, un peu au-dessous de la ligne
passant par les ouvertures des trompes et surtout sans
empiéter sur les faces latérales.

On s'attachera soigneusement à obtenir une asepsie
absolue, afin de n'avoir aucune suppuration.

(1) Laroyenne. — In *thèse* de Blanc, Lyon, 1897.

Observation Première

Communiquée par M le docteur Pujol, chef de clinique obstétricale
à Marseille.

Jeanne P..., âgée de 30 ans, ne fournit aucun renseiment sur ses parents. Elle-même a été réglée à 11 ans 1/2 et l'a toujours été normalement depuis jusqu'à l'âge de 19 ans. A ce moment, elle devint enceinte pour la première fois et accoucha à terme et spontanément d'un garçon, qui vit et jouit d'une excellente santé.

Trois autres grossesses évoluèrent sans complications, les accouchements furent heureux; mais les enfants, quoique bien développés et nés à terme, succombèrent tous trois dans les premiers mois de leur existence.

Le 26 octobre 1895, cette femme entra à l'hôpital Bichat, dans le service de M. Hartmann, pour des troubles déterminés par un prolapsus utérin, douleurs lombaires, leucorrhée abondante. Le côté gauche de l'abdomen était sensible à la pression.

Le 3 novembre, on procéda à la laparotomie; on extirpa la trompe et l'ovaire gauches et on fixa l'utérus à la paroi abdominale. La malade sortit au bout de trois semaines dans un état aussi satisfaisant que possible.

Au mois d'août 1896, un abcès se forma au niveau de la cicatrice abdominale. L'opérée rentra à l'hôpital, où on lui retira plusieurs fils. Guérison.

Devenue enceinte au mois de janvier 1898, cette femme avorta le 10 avril, au troisième mois. Elle vint alors à

Marseille, où, enceinte de nouveau vers le milieu de juin de la même année, elle eut des vomissements pendant les quatre premiers mois.

Vers le 5 décembre, elle commença à perdre de petites quantités de sang après ses injections ; l'écoulement sanguin s'accentua chaque jour davantage.

Le 20 décembre, au matin, elle fut prise, en se levant, d'une assez forte hémorragie avec rejet de caillots ; elle perdit ensuite de l'eau toute la journée. Elle entra, le soir même, à la clinique obstétricale, service de M. le professeur Queirel.

Elle est alors au sixième mois de sa grossesse. C'est une femme de taille élevée et bien conformée. Le fœtus est vivant, il se présente par le siège en position gauche antérieure, mode des pieds. La tête ballotte aux environs de l'ombilic. Le col est mou, il est fortement dévié en arrière et admet la première phalange de l'index.

L'examen des urines n'y décèle point d'albumine.

On prescrit le repos absolu au lit, des injections chaudes au bichlorure de mercure et des cachets d'acétaniline.

Le 21, la malade se plaint de douleurs dans l'abdomen et dans les membres inférieurs.

Le 22, elle perd quelques caillots ; les battements du cœur fœtal sont sourds et précipités.

Le 23, à dix heures du matin, une hémorragie assez abondante se déclare, de gros caillots sont expulsés ; les douleurs sont des plus vives. L'écoulement sanguin s'arrête après une injection. Dans le courant de l'après-midi, nouvelle hémorragie ; on tente, inutilement, d'introduire un ballon, la dilatation n'est pas suffisante ; du reste, l'hémorragie s'arrête bientôt.

À neuf heures du soir, les douleurs s'accusent mieux ; la dilatation s'accentue et permet l'introduction de deux doigts. Les pieds se dégagent peu après. A onze heures, la dilatation est suffisante pour laisser sortir le corps du fœtus, mais la tête reste près d'un quart d'heure retenue par le col.

L'enfant est mort depuis peu ; il pèse 1.100 grammes. La délivrance a lieu spontanément dix minutes après l'accouchement ; le placenta pèse 380 grammes.

L'involution utérine se fait normalement ; les adhérences de l'utérus avec la paroi paraissent solides.

Les suites de couches sont simples et l'accouchée sort en bonne santé le 5 janvier 1899.

OBSERVATION II

Pinard, *Soc. d'obst., de gyn. et de péd.*, 1899.

Tertipare. Deux accouchements à terme. Péritonite après le deuxième accouchement, en 1892. En 1893, laparotomie par M. Pozzi. Hystéropexie et ablation de l'ovaire. En 1894, troisième grossesse. Présentations successives de l'épaule et du siège.

OBSERVATION III

Pinard, *ibid.*

Multipare, 39 ans. Quatre accouchements spontanés à terme. Enfants vivants. Hystéropexie en octobre 1892 par M. Michaux, à l'hôpital Saint-Michel. Grossesse en 1894. Rupture prématurée. Sommet. Accouchement spontané. Enfant vivant, 3.020 grammes. Placenta sur le segment inférieur. Suites normales.

OBSERVATION IV

Pinard, *ibid.*

Secondipare, 24 ans. Premier accouchement spontané à terme. Sommet. Enfant vivant. Prolapsus consécutif. Hystéropexie en 1895, le 5 janvier, à Saint-Louis, par M. Richelot. Grossesse à terme. Sommet G. A. ; 2.730 grammes. Période de dilatation : huit heures et demie. Suites normales.

OBSERVATION V

Pinard, *ibid.*

Trois accouchements, deux à terme, spontanés ; un avortement. Hystéropexie en 1893, par Pierre Delbet. Quatrième grossesse. Version par manœuvres externes. Ceinture maintenant la tête en bas. Accouchement spontané à terme. Sommet. Enfant vivant, 3.200 grammes. Durée du travail : quinze heures. Suites normales.

OBSERVATION VI

Pinard, *ibid.*

Multipare, 36 ans. Trois accouchements à terme et un à sept mois. Amputation du col et curettage en avril 1888, à Bichat, par M. Terrier. Castration droite et hystéropexie abdominale pour salpingite et rétroversion, en mars 1896, par M. Terrier. Grossesse en 1897. Présentation de l'épaule. Membranes rompues au début du travail. Version par manœuvres internes, par Mlle Roze. Enfant vivant de 4.430 grammes. Suites normales.

OBSERVATION VII
Pinard, *ibid.*

Multipare, 38 ans. Huit accouchements à terme, spontanés. Sommet. Un siège à huit mois. Un avortement de deux mois et demi. Opérée le 30 avril 1897. Hystéropexie pour rétroversion douloureuse. Salpingectomie gauche (Legueu).

Grossesse en 1898. Présentation de l'épaule. Version. Ceinture eutocique. Accouchement spontané. Sommet. Suites normales.

OBSERVATION VIII
(Résumée)
Rudaux, *Soc. d'obst., de gyn. et de péd.*, déc. 1899.

Antéversion de l'utérus très prononcée occasionnée par une hystéropexie pratiquée antérieurement ; l'amputation du col avait été également faite. Fœtus petit; hydramnios. Après 110 heures de travail, la dilatation ne s'effectuant pas, on pratique l'opération de Porro, qui permet d'extraire par le siège un enfant vivant de 2.870 grammes. La mère guérit.

OBSERVATION IX
(Résumée)
Urban, *Berl. klin. Woch.*, nº 50, 14 déc. 1896

Multipare de 30 ans ayant subi l'hystéropexie vaginale pour rétroflexion. Le fond de l'utérus se trouvait au-dessus de la symphyse, le col était dirigé vers le promontoire. La dilatation ne se faisant pas et l'utérus menaçant d'éclater, on pratique l'opération césarienne. Enfant vivant. La mère guérit.

OBSERVATION X

(Résumée)

Gessner, *Berl. klin. Woch*, n° 52, 28 déc. 1896

Femme ayant été opérée d'un prolapsus par l'hystéropexie vaginale. Les troubles caractéristiques ne tardent pas à se montrer pendant la période de dilatation du col. Procidence du cordon au moment de la rupture de la poche des eaux ; version et incisions du tissu cicatriciel. Enfant vivant.

OBSERVATION XI

(Résumée)

Gessner, *ibid.*

Femme à laquelle Durhssen avait pratiqué l'hystéropexie vaginale. Vessie fortement déviée à gauche ; troubles dystociques ; insertion vicieuse centrale du placenta ; enfant mort-né spontanément, après travail pénible. Phlegmon ultérieur des ligaments larges.

SECONDE PARTIE

AMPUTATION DU COL DE L'UTÉRUS ET PUERPÉRALITÉ

CHAPITRE PREMIER

HISTORIQUE

En 1889, Ducasse (1) réunit dans sa thèse les éléments épars de la question et rassemble un total de 87 observations. Il étudie principalement la trachélorrhaphie dans ses rapports avec la grossesse, mais aborde également les rapports de cette dernière avec l'amputation du col. Ses conclusions sont très optimistes.

Cuzzi et Resinelli (2), en 1892, rapportent 4 observations de grossesses après amputation du col : 2 femmes arrivèrent à terme et accouchèrent spontanément; 2 accouchèrent prématurément à 8 mois.

En 1895, Isaac (3) publie une étude sur 115 cas de gros-

---

(1) Ducasse. — La conception, la grossesse et l'accouchement après la trachélorrhaphie et l'amputation du col de l'utérus. *Thèse de Paris*, 1889.

(2) Cuzzi et Resinelli.—Risultati prossimi e remoti della raschioamputazione dell'utero. Comptes rendus de la Clinique obstétricale et gynécologique de Pavie, 1892.

(3) Isaac. — *Thèse de Paris*, 1895.

sesses survenues après des traitements conservateurs visant la métrite liée à des lésions salpingo-ovariques aiguës ou chroniques. On y trouve 22 observations d'ablation plastique du col utérin par la méthode de Schrœder.

Gottschalk (1) fait, en 1896, la critique de l'opération de Schrœder. La même année, Abel (2) proteste contre les opérateurs qui pratiquent à tout propos l'amputation du col, et cela à l'occasion d'un cas où il dut faire une opération césarienne et un Porro sur une femme qui, outre l'amputation du col, avait subi l'hystéropexie abdominale.

En 1898, Audebert (3) fait paraître une étude sur la question, basée sur 16 observations inédites.

La même année, M. Lefèvre (4), dans sa thèse sur la stérilité, parle de l'amputation du col comme traitement de la stérilité ; il cite 66 observations de la pratique de Doléris.

En 1898 également, le professeur F. La Torre (5), de Rome, étudie ce même sujet avec 9 observations personnelles.

En 1899, M. le professeur Pinard porte enfin cette question à la Société d'obstétrique, de gynécologie et de pédiatrie de Paris. Une très importante discussion s'engage, à laquelle prennent part MM. Pinard, Quénu,

(1) Gottschalk. — *Deutsch med. Woch.*, avril 1896.
(2) Abel. — *In* thèse de Lucien. *Nancy*, 1896.
(3) Audebert. — Etude sur la grossesse et l'accouchement après l'amputation du col. *Annales de gynécologie*, janvier 1898.
(4) Lefèvre. — Sur une forme commune de la stérilité chez la femme. *Thèse de Paris*, 1898.
(5) La Torre. — L'amputazione del collo uterino in rapporto alla gravidanza ed ai parti ulteriori. *Archivio italiano di Ginecologia*, 30 Giugno 1898.

Second, Doléris, Bouilly, Champetier de Ribes, Porak, Lepage, Pozzi, Varnier, Richelot, Hartmann.

Tout récemment enfin, ont paru les études de Jacob (1) et de Pichevin (2).

---

(1) Jacob. — Amputation du col utérin et accidents consécutifs. *Semaine gynécologique*, 19 sept. 1899.

(2) Pichevin. — Amputation du col et accidents consécutifs. *Semaine gynécologique*, 3 oct. 1899.

CHAPITRE II

MARCHE DE LA GROSSESSE, DU TRAVAIL ET DES SUITES
DE COUCHES APRÈS L'AMPUTATION DU COL UTÉRIN

1° GROSSESSE. — L'amputation du col a l'avantage d'ouvrir largement l'orifice externe de l'utérus, elle facilite ainsi l'entrée des spermatozoïdes. Aussi, loin d'être entravée, la fécondation doit être rendue plus aisée à la suite de cette opération, à la condition toutefois qu'elle ait été correctement pratiquée. Doléris la considère comme favorisant la conception.

E. Martin a opéré 384 femmes stériles, dont 97 conçurent après l'opération, soit 25 0/0. C. Braun, d'autre part, a opéré 66 femmes dont 23 devinrent enceintes, soit 34 0/0. Hardtmann a opéré, de son côté, 6 femmes dont 5 furent fécondes par la suite. Chrobak, sur un total de 483 cervicotomies faites par Hardtmann, Braun, Martin, Kehrer et lui-même, trouve 148 guérisons de stérilité, soit 30 0/0 environ.

Ch. Lefèvre (1) considère l'amputation du col comme un traitement véritable de la stérilité ; sur 29 cas réunis par lui, il compte 20 succès, soit 66 0/0. La Torre (2)

(1) Ch. Lefèvre. — *Loc. cit.*
(2) La Torre. — *Loc. cit.*

signale également plusieurs résultats favorables dus à cette méthode.

Une fois la fécondation opérée, plusieurs accidents peuvent se produire au cours de la grossesse.

Les *douleurs* et les *hémorragies* se trouvent notées dans certaines observations. On est assez heureux dans quelques rares cas pour arrêter ces dernières ; mais le plus souvent elles entraînent fatalement par leur intensité ou leur répétiton l'arrêt intempestif de la grossesse ; on a alors, suivant l'âge de celle-ci, un avortement ou un accouchement prématuré.

L'avortement et *l'accouchement prématuré* constituent l'accident le plus redoutable et le plus fréquent de la grossesse après amputation du col.

Les femmes qui font le sujet des 31 observations que nous avons réunies ont fourni après leur opération 43 grossesses, sur lesquelles 29 sont arrivées à terme ; 14 se sont arrêtées au cours de leur évolution ; il y a eu 8 accouchements prématurés et 6 avortements, soit 24,6 0/0 de grossesses interrompues avant le terme.

Il est vrai de dire que, parmi les grossesses arrivées à terme, il en est une gémellaire; d'autre part, quelques avortements ou accouchements prématurés ont pu être occasionnés par une cause étrangère à l'amputation du col.

Si l'on compare maintenant la série des grossesses des mêmes femmes avant leur opération avec celle que nous venons de produire, on trouvera une proportion inférieure d'arrêts de la gestation.

Ces mêmes 31 femmes avaient eu, en effet, antérieurement à leur amputation du col, 73 grossesses au minimum, car plusieurs observations sont peu explicites sur ce point. Sur ce chiffre, 55 arrivèrent à terme. Il y eut donc 18 avortements ou accouchements prématurés, soit 24,6 pour 100 d'arrêts de gestation.

Les causes de ces avortements ne sont point suffisamment élucidées encore. Audebert arrive pourtant à cette conclusion que la durée de la gestation semble être souvent en rapport inverse de la hauteur à laquelle le col a été sectionné et de l'étendue de la perte de substance qui a été le résultat de cette section. Bien que, ainsi que l'ont fait nettement ressortir MM. Lepage et Varnier, dans la discussion de juin de la Société d'obstétrique, de gynécologie et de pédiatrie, le col ne s'efface que pendant le travail, il n'est point indifférent pour un utérus d'être réduit à son corps seul, même pendant la grossesse. De ce que le col est entièrement indépendant du segment inférieur et ne concourt nullement à sa formation durant toute la gestation, on ne doit pas conclure qu'il soit inutile à ce moment et qu'on puisse attenter impunément à son intégrité.

Enfin, nous pensons que la réapparition des lésions anciennes ayant amené l'acte opératoire, ou l'apparition première de ces lésions (cancer, métrite...) n'est pas sans jouer un rôle pathogénique important dans ces avortements.

2° ACCOUCHEMENT. — Bien que nombre de femmes accouchent régulièrement après avoir subi une amputation du col, c'est surtout au moment du travail que les accidents sont susceptibles de se montrer.

Ces complications sont : la longueur du travail, la rupture prématurée des membranes, les présentations anormales, la rigidité du col, la rupture utérine, l'infection.

La *durée du travail*, dans les cas d'expulsion spontanée, est supérieure à la moyenne, dans quelques observations, de 12 à 20 heures. Nous ne parlons pas, bien entendu des cas franchement dystociques, qui ont fait traîner le travail pendant 2, 3, 4 et même 5 jours.

La *rupture prématurée* des membranes est un accident fréquent. Nous l'avons trouvée signalée dans 12 observations sur 31, soit 38 fois sur 100. Dans quelques faits, on est sous la dépendance d'une insertion vicieuse du placenta, mais généralement il faut vraisemblablement invoquer un état particulier du col opéré. On l'a observée une fois 8 jours avant le début du travail.

Cette rupture précoce a évidemment une grande part dans l'étiologie des accidents infectieux. Une autre conséquence fâcheuse est la cessation de la grossesse quel que soit son âge, de là la fréquence des avortements et des accouchements prématurés.

Les *présentations anormales* se rencontrent assez souvent en coïncidence avec une amputation du col. Sur les 43 accouchements résultat de nos 31 observations, nous relevons 4 présentations du siège et 3 présentations de l'épaule. Même quand il s'agit d'un sommet, la présentation est généralement élevée, par suite du défaut de développement du segment inférieur.

La *rigidité du col* constitue le grand écueil pour l'accouchement après l'amputation de cet organe. C'est elle qui occasionne la lenteur exagérée du travail mentionnée dans quelques observations : 2, 3, 4 et 5 jours.

Cette rigidité particulière du col tient aux modifications qui se sont produites dans sa texture après l'opération et qui consistent essentiellement dans la formation de tissu fibreux venant remplacer le tissu musculaire normal.

La *rupture utérine* est la conséquence de la rigidité du col, si celle-ci est poussée à l'extrême. Il arrive quelquefois que l'utérus, malgré les plus énergiques contractions, est impuissant à vaincre l'obstacle opposé par le tissu cervical scléreux, alors, s'il ne tombe pas en *inertie,* il ne peut que se rompre. Nous trouvons un exemple de déchirure incomplète dans l'observation XIV et de déchirure complète dans l'observation XVII. Dans plusieurs autres cas, on n'évita une déchirure imminente qu'en achevant au plus vite l'accouchement.

L'*infection* reconnaît plusieurs facteurs dans un accouchement après amputation du col. C'est d'abord la rupture prématurée des membranes ouvrant l'œuf aux germes nocifs ; c'est ensuite la longue durée du travail, les examens fréquents, les interventions plus ou moins graves nécessitées par la dystocie ; ce sont enfin les déchirures qui se produisent facilement au niveau des cicatrices irrégulières du col. Signalons aussi les fils, qui sont quelquefois oubliés et qui peuvent jouer un rôle dans l'étiologie de l'infection.

Quelquefois bénigne, cette infection a, dans ce cas, occasionné la mort de la mère et de l'enfant.

3° Suites de couches. — La sortie du placenta peut être empêchée par l'étroitesse du col, ou bien le muscle utérin fatigué tombe en inertie; en tout cas, la *rétention placentaire* existe assez souvent après l'amputation du col, surtout à la suite d'un avortement. Sur 43 observations, nous voyons qu'on dut opérer 5 fois la délivrance artificielle.

L'*hémorragie* a été observée quelquefois aussi ; elle relève soit de l'inertie utérine, soit d'une déchirure du col.

CHAPITRE III

ANATOMIE PATHOLOGIQUE

Le col utérin amputé se présente généralement sous une forme irrégulière; son orifice externe est entouré d'une série de mamelons plus ou moins nombreux, plus ou moins volumineux, séparés par des sillons plus ou moins profonds. L'ouverture elle-même est souvent rétrécie, quelquefois déviée et irrégulière.

La longueur du col est naturellement diminuée, parfois même de beaucoup. La portion vaginale du col fait même quelquefois absolument défaut; le col n'est plus représenté que par son orifice plus ou moins déformé.

La portion sus-vaginale du col est également modifiée; son canal est sujet à rétrécissement, ainsi que l'orifice interne.

La partie supérieure du vagin est quelquefois rétrécie et sillonnée de brides fibreuses.

Pendant l'accouchement, les lèvres du col restent le plus souvent épaisses.

Au point de vue histologique, le tissu musculaire normal qui entre dans la constitution du col a plus ou moins complètement disparu. Il a cédé la place à du tissu con

4

jonctif de cicatrice. Le tissu fibreux constitue, à lui seul, les lèvres du col.

Quand l'affrontement a été mal fait, quand on a laissé au-dessus des fils des parties béantes formant clapiers, quand la réunion par première intention n'a pas été obtenue, l'envahissement fibreux du col arrive à être extrême et remonte fort haut.

Même dans les cas les plus heureux où l'excision du lambeau a été réduite au minimum, où la cicatrisation s'est faite sans suppuration, on a forcément une zone de tissu conjonctif; cette zone peut s'étendre assez haut, sans qu'on soit en droit d'incriminer l'exécution opératoire où le procédé, si l'on a été obligé de poursuivre une profonde déchirure du col.

Quand les fils sont oubliés dans le tissu du col, on observe des lésions profondes d'inflammation chronique. Dans une observation de Pinard (XIV), il y avait de petits kystes muqueux du col.

Quand l'amputation a été faite au fer rouge, le tissu de sclérose est extrêmement développé et résistant; la muqueuse du col est plus ou moins altérée. On trouve des lésions histologiques analogues à celles que Caillou (1) a bien décrites dans sa thèse.

---

(1) Caillou. — Des conséquences éloignées des cautérisations utérines au point de vue dystocique. *Thèse de Lyon*, 1898-99.

CHAPITRE IV

DIAGNOSTIC. — PRONOSTIC. — TRAITEMENT

DIAGNOSTIC. — L'accoucheur devra tout d'abord s'enquérir minutieusement du passé génital de sa gestante ou parturiente, surtout s'il s'agit d'une multipare ; c'est cette catégorie de femmes, en effet, qui est plus particulièrement exposée aux lésions du col. Le traitement suivi devra être précisé avec soin, ainsi que les opérations et leurs suites. Il n'y a pas, en effet, et ceci soit dit en passant, que les amputations du col qui soient susceptibles de créer une dystocie, les cautérisations utérines et cervicales ont également une influence sur la marche de la grossesse et de l'accouchement, ainsi que l'a montré Caillou dans sa thèse.

Une fois édifié sur les antécédents, l'examen local viendra déceler l'état des parties.

Pendant la grossesse, on se rendra compte, par le spéculum et surtout par le doigt, de la longueur du col, de son intégrité relative, de son degré approximatif de sclérose, de son extensibilité probable ; on n'oubliera point de vérifier si l'orifice est atrésié.

A la fin de la grossesse, la palpation et le toucher renseigneront sur le défaut d'engagement de la présentation.

Pendant le travail, on surveillera étroitement la marche de l'effacement du col et sa dilatation. Quand le col est est très réduit dans sa longueur et que son orifice se trouve atrésié, il arrive que, si la présentation plonge et distend le segment inférieur, on ne puisse rencontrer le col et qu'on soit naturellement amené à diagnostiquer une dilatation complète, alors qu'il n'y a point encore de dilatation. Il se passe, en cette occurence, une chose analogue à ce que nous avons vu se produire après l'hystéropexie, quand il y a dilatation sacciforme du segment inférieur; mais, dans ce dernier cas, on ne trouve pas le col parce qu'il est très haut et en arrière, tandis qu'après l'amputation, il peut passer inaperçu, quoique bien situé, à cause de sa réduction extrême.

On devra, dans ce cas, rechercher très soigneusement le col sur toute la surface de la présentation coiffée du segment inférieur; on le reconnaîtra parfois à un simple bourrelet limitant une ouverture qui peut être minuscule (du diamètre d'une plume de pigeon dans l'observation première du docteur Pujol).

On recherchera également les bords du col très haut au pourtour de la présentation, et, bien loin de les rencontrer, le doigt explorateur se trouvera arrêté par les culs-de-sac. Sans ces précautions, on pourrait commettre de lourdes erreurs de pronostic et de grosses fautes opératoires.

Si la dilatation ne se fait pas ou n'avance qu'avec une extrême lenteur, il faut surveiller l'état de l'utérus, afin de diagnostiquer à l'avance et de prévenir, si possible, une rupture éventuelle de cet organe sous l'effort des contractions tétaniques.

L'accoucheur s'occupera également de l'état du fœtus aux diverses périodes. Les battements cardiaques et l'exa-

men du liquide amniotique le renseigneront sur le danger
que peut courir son existence.

PRONOSTIC. — Si après une amputation du col, on peut
dire que la *conception* se trouve favorisée, on n'est pas
toujours en droit de se réjouir d'une *grossesse* survenant
dans ces conditions.

Certains auteurs présentent bien, il est vrai, d'excellen-
tes statistiques. Doléris, sur 78 cas, n'a qu'un seul accouchement prématuré au 7ᵉ mois avec enfant mort, et encore
l'attribue-t-il à la syphilis; deux avortements à 3 et 4 mois,
qu'il croit devoir rattacher à l'hystérie et à l'existence de
vomissements incoercibles, et un troisième avortement,
qui reconnaîtrait pour cause une annexite droite.

Dans la thèse de M. Pescher (1), élève de Richelot, sur
8 observations, on trouve 4 cas d'accouchements prématurés à sept mois et demi, huit mois et huit mois et
demi.

D'après nos observations, sur 67 grossesses survenues
après l'amputation du col, nous relevons 16 avortements
et 17 accouchements prématurés.

L'interruption intempestive de la grossesse, tel est le
plus fréquent danger que courent les femmes qui deviennent enceintes après avoir subi l'opération de Schrœder.
Les autres accidents sont infiniment plus rares ; on trouve
un fait d'hémorragie dans l'observation II et un exemple
de douleurs vives dans l'observation XXII.

Pendant l'*accouchement,* la rupture prématurée de la
poche des eaux, fréquemment observée, retarde la dilatation du col, déjà difficile par elle-même et favorise l'in-

(1) Pescher. Contribution à l'étude de l'opération de Schrœder.
Thèse de Paris, 1892.

fection. Elle paraît être en rapport avec la brièveté opératoire du col; il faut donc tenir grand compte, pour le pronostic de la grossesse et de l'accouchement, de la hauteur à laquelle a été pratiquée la section cervicale.

Il importe également beaucoup de savoir de quelle façon cette section a été opérée, si l'on s'est servi du thermocautère ou du bistouri. Avec le fer rouge, procédé heureusement presque abandonné aujourd'hui, le tissu de sclérose est bien plus étendu qu'après la section au bistouri. Quand la plaie ne se réunit pas par première intention, l'inflammation détermine une formation abondante de tissu fibreux. On doit donc se renseigner aussi exactement que possible sur le procédé opératoire et sur ses suites.

Il reste assez souvent des fils qui, jouant le rôle d'épines, entretiennent l'inflammation chronique et favorisent la rigidité du col. Les fils ont été oubliés dans nos observations XIII, XIV et XVIII.

La rigidité du col est l'obstacle capital opposé à l'accouchement par les opérations qui ont porté sur cet organe. C'est elle ainsi que l'inertie et la tétanisation utérines, qui sont sous sa dépendance, qui occasionnent un travail plus long que de coutume, qui forcent à pratiquer la dilatation artificielle, la version, à appliquer le forceps, qui commandent des opérations mutilatrices sur le fœtus (obs. IX, XIV et XV), qui déterminent des déchirures de l'utérus (obs. XIV et XVII) et qui amènent indirectement la mort de la mère (obs. XIV et XV) et celle du fœtus (obs. III, IX, XIV et XV).

La rigidité du col observée à la suite d'une opération ayant porté sur cette portion de l'utérus doit-elle être toujours considérée comme la conséquence de l'intervention seule? Est-ce que, ainsi que Bouilly l'a fait remarquer, l'état pathologique antérieur du col qui a indiqué l'opération ne peut, par lui-même, produire la rigidité et expliquer certaines déchirures ?

« Nous sommes, dit M. Bouilly (1), d'avis, avec M. Pinard, qu'il faut bien admettre que des tissus pathologiques restaurés ne peuvent jouir d'une façon complète des mêmes propriétés anatomiques et physiologiques que des tissus sains et non opérés. Mais il est nécessaire, en même temps, de reconnaître que les lésions nécessitant des opérations sur le col sont, par elles-mêmes, capables de créer des conditions pathologiques mauvaises pour la grossesse et l'accouchement. Dans la plupart des cas où l'intervention est indiquée, il s'agit de cols déchirés par un ou plusieurs accouchements antérieurs, infectés d'emblée ou consécutivement, et atteints de métrite parenchymateuse avec dégénérescence scléro-kystique ; bien souvent, cette profonde altération est étendue au-dessus des limites de la zone opératoire ; dans l'opération de Schrœder, l'excision des portions altérées du col ne peut dépasser l'orifice interne ; or, bien souvent, à ce niveau, le toucher ou la résistance opposée par les tissus au passage de l'aiguille indique d'une façon certaine que la sclérose s'étend plus haut que la zone des tissus excisés. » M. Varnier (2) a rapporté un fait où, sans opération antérieure, il y eut déchirure du segment inférieur à la suite d'une version facile, au niveau d'une cicatrice d'ancienne déchirure du col remontant fort haut.

Sans nier la part que peut avoir quelquefois l'état du col sur les accidents de la grossesse et de l'accouchement,

(1) Bouilly. — *Soc. d'obs. de gyn. et de péd.*, avril 1899.
(2) Varnier. — *Soc. d'obs., de gyn. et de péd.*, avril 1899.

on peut dire que la grande majorité des complications observées relèvent bien de l'opération pratiquée.

On voit donc que le pronostic doit être réservé, et pour la grossesse qui est susceptible d'être interrompue à une époque quelconque, et pour l'accouchement, l'amputation du col pouvant gêner la marche régulière du travail en favorisant la rupture prématurée des membranes et en produisant quelquefois la rigidité anatomique du col.

Le pronostic est encore plus sérieux pour l'enfant.

TRAITEMENT. — Pendant la *grossesse,* le repos pourra prévenir bien des accidents, témoin l'observation VI, d'une malade de Pinard, qui demeura cinq mois et demi au repos et accoucha normalement à terme.

S'il était resté quelques fils au niveau du col, on devrait les retirer avec tous les ménagements désirables.

On assurera plus que jamais l'asepsie du vagin par de fréquentes injections.

Pendant *l'accouchement,* si le col ne se dilate pas facilement, on aura recours tout d'abord aux moyens usuels : injections chaudes, grands bains ; on essayera ensuite la dilatation digitale ou l'application du dilatateur de Tarnier, ou encore du ballon de Champetier de Ribes, s'il peut être introduit ; enfin, si ces moyens sont impuissants ou insuffisants, on aura recours aux incisions multiples du col.

Les incisions radiées du col sont peu dangereuses quand on les pratique sous le couvert d'une rigoureuse antisepsie et qu'on les fait de peu de profondeur, les grandes incisions exposant aux déchirures. On introduira sur le doigt un bistouri boutonné et l'on sectionnera l'épaisseur du tissu scléreux, environ 5 à 10 millimètres ; on fera ainsi une série d'incisions sur la circonférence du col.

Si l'orifice est tellement atrésié qu'il ne permet pas l'introduction du doigt, ni même du bistouri, comme dans le cas du docteur Pujol, on pratiquera, à l'exemple de celui-ci, l'excision d'une petite rondelle de tissu cervical au niveau de l'orifice. On applique une valve ou deux ; avec une pince à griffes, on soulève un pli du col, que l'on sectionne en deux coups de ciseaux courbes.

Non seulement l'orifice externe du col peut résister, c'est ce qui arrive habituellement, mais aussi l'obstacle peut quelquefois siéger au niveau de l'orifice interne rendu rigide par envahissement fibreux. Cela se voit quand il y a eu antérieurement des déchirures profondes du col ou quand l'amputation a été pratiquée très haut. Quelquefois même, il y a résistance du segment inférieur. Dans un cas de Taurin (1), où pourtant il n'y avait point eu d'opération pratiquée, on observa de la rigidité du segment inférieur, et cela à la suite de la cicatrisation d'une longue déchirure du col atteignant le segment inférieur.

Cette rigidité du segment inférieur explique, dans quelques cas, la hauteur de la présentation et le défaut d'engagement ; elle peut provoquer aussi des présentations anormales par défaut d'accommodation.

Contre la rigidité de l'orifice interne, on emploiera les mêmes moyens qui servent ordinairement à vaincre la résistance de l'orifice externe : dilatation digitale, dilatation instrumentale, petites incisions multiples et radiées. Pour pratiquer ces incisions, la chloroformisation sera quelquefois indiquée.

Dans tous les cas, une fois les incisions faites, il vaut mieux laisser agir la nature, sans chercher à agrandir l'orifice ; généralement, il se dilatera spontanément et graduel-

(1) Taurin. — *Thèse de Paris*, 1895.

lement ; il vaut même beaucoup mieux que la dilatation s'effectue d'une façon lente, on a ainsi moins à redouter les déchirures.

On se gardera de jamais appliquer le forceps tant que la dilatation ne sera pas complète, que le col soit ou non incisé, car on s'exposerait à produire de redoutables déchirures On attendra de même, et dans cette crainte aussi, la dilatation complète pour pratiquer la version ou l'extraction manuelle.

Dans les cas malheureux où, malgré tout, la dilatation du col ne se fait pas, on est amené à pratiquer des interventions graves.

Si le fœtus est mort et que la dilatation du col atteigne au moins 5 centimètres de diamètre, on pratiquera la basiothripsie ou l'embryotomie. Si l'on ne peut obtenir un passage suffisant pour les instruments, on est acculé à pratiquer une opération césarienne. C'est à cette intervention que l'on s'arrêtera si l'enfant est vivant.

Si rien ne fait redouter l'infection, on pratiquera l'opération césarienne conservatrice, sinon il vaudra mieux extirper l'utérus en entier ou par une amputation de Porro ; on mettra ainsi la femme à l'abri des complications septiques possibles et elle sera dès lors dans l'impossibilité de courir les risques de nouvelles grossesses.

Au point de vue *prophylactique,* il y a beaucoup à faire pour éviter la production d'accidents après l'amputation du col, qui est, somme toute, une excellente opération.

Tout d'abord, les amputations au thermocautère et toutes les résections atypiques du col doivent être rigoureusement proscrites chez les femmes qui peuvent espérer encore devenir mères.

L'amputation du col sera toujours faite au bistouri ;

on choisira de préférence le procédé de Simon-Macken-wald ou amputation biconique, qui est beaucoup plus facile que la véritable opération de Schrœder. On enlèvera le moins de tissu possible. L'affrontement sera fait d'une façon parfaite ; on évitera soigneusement de laisser des espaces béants entre les fils ou au-dessus d'eux ; l'anti-sepsie sera rigoureuse ; les fils employés seront plutôt des fils d'argent ou des crins de Florence.

On aura ainsi toutes les chances d'obtenir une réunion par première intention, c'est-à-dire la production du minimum de tissu fibreux possible.

L'amputation du col, qui a, bien à tort, la réputation d'être une intervention facile et innocente, ne devra être pratiquée que par des chirurgiens exercés, d'après des indications précises, et ne pas être considérée comme le second temps obligé du banal curettage.

DOCUMENTS

OBSERVATION PREMIÈRE

(Communiquée par le docteur Pujol, chef de clinique obstétricale à l'École de médecine de Marseille).

Mme R..., âgée de 38 ans, a deux enfants de 14 et 15 ans. Les grossesses et les accouchements n'ont rien présenté de particulier ; cette dame n'a jamais eu d'avortement. Elle a toujours joui d'une excellente santé et a toujours été bien réglée.

Il y a cinq ans seulement, elle commença à souffrir du ventre et à avoir des pertes blanches et de l'irrégularité dans ses règles. On la soigna alors pour une métrite pendant plusieurs mois ; elle dut même à la fin subir une opération. On lui pratiqua un curettage suivi de l'amputation du col de l'utérus au thermocautère.

A la suite de cette intervention, les troubles disparurent, la menstruation se rétablit régulière jusqu'à la fin de l'année 1898.

Les dernières règles se montrèrent le 25 décembre. C'est au mois de mars 1899 que je vois pour la première fois Mme R... pour cet arrêt de la menstruation et pour quelques douleurs abdominales ; cette dame était loin de penser être enceinte à ce moment.

A l'examen, on s'aperçoit que le vagin se termine par

une sorte de dôme, au milieu duquel le doigt perçoit un col rudimentaire, irrégulier, dont l'orifice, que l'on devine à peine, est entouré de tissu scléreux. L'utérus paraît développé, très mobile et légèrement ramolli. Je ne sens rien d'anormal sur les côtés.

A part un peu de sensibilité du côté des reins, cette dame ne présentait aucun phénomène sympathique.

Je l'avertis que le diagnostic demeurait en suspens pour le moment, mais qu'il y avait des probabilités pour qu'elle fût enceinte, ce qui ne laissa pas que de l'étonner. Je la revois trois semaines après, et je trouve alors l'utérus plus développé ; le diagnostic de grossesse paraît se confirmer de plus en plus. Enfin, dans le courant du mois d'avril, je perçus les battements du cœur fœtal et bientôt après la gestante elle-même sentit les premiers mouvements actifs.

Je l'avertis alors que, puisque le diagnostic de cette grossesse, à laquelle elle n'avait point encore voulu croire, était sûrement posé, elle devait s'astreindre à certaines précautions ; car, plus que toute autre, elle se trouvait exposée, de par l'amputation qu'avait subie son utérus, à un arrêt intempestif de la gestation. Je prévins également le mari que l'accouchement pourrait présenter quelques complications.

Cette dame garda un repos relatif pendant le reste de sa grossesse, qui arriva à terme sans encombre. L'enfant se présentait par le sommet en position gauche.

Le travail se déclare le 3 octobre, à 3 heures du soir. La tête est toujours mobile au-dessus du détroit supérieur ; les douleurs sont régulières. Le moignon cervical s'efface graduellement ; dans la soirée, la tête s'engage, l'orifice cicatriciel du col ne se dilate nullement, son calibre admettrait à peine une plume de pigeon. La tête en descendant se coiffe du segment inférieur ; le col se trouve refoulé en arrière. Le tissu du segment inférieur est souple et élastique, on sent facilement à travers son épaisseur la tête et ses sutures ; le tissu de la partie supérieure du col paraît également normal ; seule, la zone qui borde son orifice atrésié est indurée sur un espace d'un demi-centimètre environ tout autour ; les lèvres du col paraissent très résistantes quoique peu épaisses.

Je fais donner des injections chaudes antiseptiques et je me tiens prêt à agir, car on ne pouvait espérer dilater ce col rétréci et obstinément fermé par le doigt, encore moins par le dilatateur de Tarnier ou le ballon de Champetier.

Le travail se maintient assez régulier jusqu'au lendemain matin, sans amener le plus petit changement à l'état du col. Le segment inférieur et le col sont étroitement appliqués sur le sommet. La mère et le fœtus vont bien.

Il n'y avait pas à attendre davantage ; il était évident que l'utérus se trouvait impuissant à vaincre la résistance du col.

A 8 heures, je me mets en devoir de sectionner le col ; je fais placer la parturiente en travers du lit, les membres inférieurs maintenus par deux aides. Ne pouvant opérer les petites incisions radiées du col, puisqu'il était impossible d'introduire le doigt ni même le bistouri boutonné dans sa lumière, je me décide à créer un nouvel orifice sur la partie antérieure du col, immédiatement en avant de la zone fibreuse.

Pour cela faire, ayant placé une valve dans le vagin, je vais saisir, avec une pince à griffes, la paroi antérieure du col à quelques millimètres en avant de l'orifice rétréci ; je forme ainsi un petit pli, que j'excise en deux coups de ciseaux courbes, en ayant bien soin de ne pas léser la poche des eaux sous-jacente.

Bien que la rondelle de tissu utérin enlevée ne dépasse pas le diamètre d'une pièce de 20 centimes, la dilatation immédiatement obtenue est celle d'une pièce de 2 francs, parfaitement circulaire. La poche des eaux se rompt spontanément au bout de dix minutes.

Le travail marche dès lors régulièrement, la dilatation se fait sans déchirure, et, à toucher ce col néoformé, on ne lui distingue rien de particulier.

L'accouchement a lieu spontanément à trois heures du soir. L'enfant, une fille, est vivante, de développement et de poids normaux. La délivrance se fait naturellement vingt minutes après. Il n'y a aucune déchirure du col, l'utérus revient bien sur lui-même.

Les suites de couches sont normales. La mère allaite son enfant. L'évolution utérine suit la marche habituelle. Quinze jours après, je trouve, au toucher, un col mesurant environ un centimètre de longueur, irrégulier et dont l'orifice admet la pulpe du doigt. Je ne trouve qu'un seul orifice, la bride fibreuse qui séparait la lumière atrésiée du col de l'ouverture opératoire ayant dû être déchirée au cours de l'accouchement ; de plus, la partie postérieure seule du col est fibreuse.

Observation II

(Résumée)

Pinard, *Soc. d'obst., de gyn. et de péd*, mars 1899.

Femme de 34 ans. Six grossesses : deux premières à 7 mois ; trois suivantes à terme ; un avortement à 4 mois. — Curettage et Schrœder.— Septième grossesse, hémorragie pendant la grossesse, à terme. Durée totale du

Iravail : trois heures quarante. Période de dilatation :
trois heures et demie. Période d'expulsion : seize minutes.
Enfant vivant, 3.330 grammes. Suites normales.

OBSERVATION III
(Résumée)
Pinard, *ibid.*

Femme âgée de 41 ans. Dix accouchements spontanés
à terme. — Curettage et amputation du col. — Onzième
grossesse deux ans ans après. Grossesse de huit mois.
Rupture précoce des membranes. Période de dilatation :
sept heures. Expulsion : dix minutes. Siège. Enfant mort.

OBSERVATION IV
(Résumée)
Pinard, *ibid.*

Multipare, 28 ans. Un accouchement spontané à terme.
Un avortement de trois mois. — Curettage et amputation
du col en 1891. — Deux avortements de quatre mois consécutifs. Un accouchement prématuré. Siège. Période de
dilatation : neuf heures cinquante-cinq minutes. Enfant
de 1.570 grammes. Suites normales.

OBSERVATION V
(Résumée)
Pinard, *ibid.*

Jeanne D..., employée de commerce, trois premières
grossesses à terme, enfants vivants. En 1892, métrite avec
hypertrophie du col, amputation du col. Après cette opé-

ration, elle devient enceinte deux fois ; la première en 1893, avortement à cinq mois, l'enfant vécut dix-huit heures ; la seconde fois, en 1895, fausse couche de six mois, l'enfant respira quelques instants.

Ces cinq grossesses sont du même père alcoolique. La sixième grossesse actuelle est d'un autre père, sobre. Dernières règles du 16 au 22 octobre 1896. Au moment de son entrée à Baudelocque, le 6 mars, elle est enceinte de quatre mois et demi environ. L'utérus remonte à dix-neuf centimètres au-dessus du pubis.

Au début de la grossesse, rien à signaler, si ce n'est une petite perte de sang en janvier ; elle a cessé de travailler depuis un mois.

La rupture prématurée des membranes s'est produite le 5 mars, à minuit. Les contractions commencent le 8 mars, à 2 heures du matin ; bientôt les pieds du fœtus paraissent à la vulve et l'expulsion du fœtus par l'extrémité pelvienne a lieu bientôt après. Il pèse 300 grammes.

Délivrance 45 jours après ; le 22 avril, par curage digital pour hémorragie. Sort guérie le 10 mai.

OBSERVATION VI

(Résumée)

Pinard, *ibid.*

Marie D..., 34 ans, entre à la clinique le 4 mai 1896.

Quatre grossesses antérieures à terme : enfants vivants et bien portants ; l'un est mort depuis. En février 1895, métrite chronique, curettage et amputation du col.

Grossesse actuelle. — Entre enceinte de trois mois et demi. Accouchement à terme. On rompt les membranes à la dilatation complète. Le travail a duré plus de seize heures. Enfant vivant. Suites normales.

Le repos absolu que cette femme a pu garder pendant son séjour au dortoir, c'est-à-dire pendant cinq mois et demi, n'a certainement pas été sans influence sur la durée normale de la grossesse.

OBSERVATION VII
(Résumée)
Pinard, *ibid.*

Quartipare, 30 ans. Antécédents tuberculeux. Deux accouchements à terme. Un avortement à trois mois, hémorragies consécutives pendant deux mois, curettage et amputation du col.

Grossesse actuelle. — Dernières règles du 2 au 7 juin 1896. Elle entre à la clinique Baudelocque le 28 janvier 1897.

La rupture prématurée des membranes a eu lieu la veille, sans contractions. Le travail marche régulièrement, l'accouchement se produit le 29 janvier, au soir. Enfant vivant, du poids de 2,688 grammes. Délivrance normale. Mensuration des membranes : $\frac{5}{31}$.

OBSERVATION VIII
(Résumée)
Pinard, *ibid.*

Primipare de 22 ans. En 1895, curettage et amputation partielle du col. Grossesse en 1896, accouchement prématuré en 1897. Rupture prématurée des membranes. Accouchement spontané. Enfant vivant : 2,730 grammes. Période de dilatation : 8 heures 1/2.

Observation IX

(Résumée)

Pinard, *ibid.*

Secondipare de 31 ans. Premier accouchement à terme. Un an après, curettage et amputation du col. Deuxième grossesse : au septième mois, à son entrée à l'hôpital, présentation de l'épaule, enfant vivant ; écoulement sanguin, petites douleurs, pas de dilatation. Le surlendemain, même état ; on n'entend plus les battements du cœur fœtal depuis la veille ; introduction d'un ballon de Champetier. Le jour suivant, on retire le ballon, la dilatation est comme une paume de main. Mauvaise odeur, écoulement sanieux et fétide. Embryotomie, le fœtus est putréfié ainsi que le placenta ; température, 41°.

Injections intra-utérines. Guérison.

L'état du col est le suivant : au fond du vagin, on trouve un petit bourrelet d'un demi-centimètre d'épaisseur, irrégulier, de consistance moyenne, mais présentant sur le pourtour une série de tubercules indurés du volume d'un noyau de cerise. Ces tubercules circonscrivent un orifice qui laisse à peine pénétrer l'extrémité du doigt.

Observation X

(Résumée)

Pinard, *ibid.*

Emilie J..., 39 ans. Première grossesse normale. Trois semaines après son accouchement, elle entre à l'hôpital Necker pour un prolapsus utérin, qui est traité par l'amputation du col. En même temps, castration gauche.

Grossesse actuelle. — Entre à la clinique à terme, en travail depuis la veille, dilatation complète, poche des eaux rompue. Sommet en G. A. Une heure après, elle accouche spontanément d'un enfant vivant, pesant 3.480 grammes.

OBSERVATION XI
(Résumée)
Pinard, *ibid.*

Multipare, 35 ans. Amputation du col entre la troisième et la quatrième grossesses. Trois avortements : un de trois mois et deux de six mois. Curettage et amputation du col pour métrite, en 1884. Quatrième grossesse : avortement de six mois. Cinquième accouchement à sept mois : enfant vivant. Sixième avortement, de six mois : enfant mort-né. Septième grossesse : accouchement spontané à terme ; enfant, 3.250 grammes. Période de dilatation ; cinq heures et demie. Suites normales. Pour cette grossesse, repos et traitement spécifique.

OBSERVATION XII
(Résumée)
Pinard, *ibid.*

Multipare, 35 ans. Premier accouchement à terme, en 1884. Forceps. Deuxième, à terme, spontanément. Troisième, avortement de six semaines. Quatrième, accouchement spontané à terme. Le 11 novembre 1895, curettage et Schrœder, pour endométrite. Cinquième grossesse, accouchement à terme. Trois applications de forceps infructueuses. Version interne. Enfant vivant de 4.320 gr. Période de dilatation : six heures. Suites normales.

OBSERVATION XIII

(Résumée)

Pinard, *ibid.*, juillet 1899.

Femme âgée de 30 ans, bien constituée. Première grossesse en 1893, se terminant par un avortement de trois mois. A la fin de l'année 1893, souffrant de douleurs abdominales et ayant une leucorrhée abondante, cette femme va trouver un médecin qui pratique un curettage suivi d'une amputation du col.

Deuxième grossesse en 1894 : accouchement prématuré à sept mois et demi d'un enfant qui meurt le vingtième jour de faiblesse congénitale.

Troisième grossesse en 1898, dernières règles, du 27 au 30 octobre ; rupture prématurée des membranes le 12 juin 1899. Cette femme se présente alors à la clinique Baudelocque, où on constate, en pratiquant le toucher, la présence de trois points de suture en fil d'argent au niveau du col. Accouchement le 13 juin. Enfant vivant du poids de 1.770 grammes.

OBSERVATION XIV

(Résumée)

Pinard, *ibid.*, mars 1899

Sextipare, 41 ans. Les cinq grossesses antérieures se sont terminées à terme par des accouchements spontanés ; les enfants se sont présentés par le sommet et sont nés vivants. Quatre ans et demi après son dernier accouchement, en 1894, souffrant d'une chute de matrice, elle subit une opération qu'on lui a dit être une opération de Schrœder.

Elle entre à Baudelocque, le 21 décembre 1898, au 7ᵉ mois de sa 6ᵉ grossesse, ayant perdu les eaux dans la journée. L'état général est satisfaisant ; l'enfant est vivant, il se présente en S.I.G. La portion vaginale du col n'existe plus ; le moignon restant est à peine perméable : on sent des noyaux cicatriciels et, en trois endroits différents, trois fils, que l'on prend pour des fils d'argent ; les membranes sont rompues, le liquide amniotique est physiologique.

Le 22 et le 23, les choses restent stationnaires. Le 24, quelques contractions douloureuses ; l'orifice du col admet le doigt. Le 25, les douleurs se suivent tous les quarts d'heure ; l'orifice est dilatable comme une pièce de 5 francs ; un pied s'engage ; bruits du cœur normaux ; pouls maternel 76, température 37°. Le soir, à 7 heures, pouls 98, température 38°. Les bords de l'orifice sont épais, sa dilatation ne varie pas. A 8 heures, les battements du cœur fœtal se précipitent, deviennent irréguliers et disparaissent le 26, à 3 heures du matin.

Pouls maternel 110, température 38°8 ; ventre ballonné, douloureux ; état stationnaire de la dilatation. On avait donné jusqu'alors des injections et fait des tamponnements antiseptiques ; on donne un grand bain d'une heure et 50 centigrammes de quinine. A 7 heures du matin, grand frisson, température 38°8, pouls 160, respiration 52 ; abdomen de plus en plus douloureux et ballonné.

A 10 heures, chloroformisation, toucher manuel. Le vagin est rétréci dans sa partie supérieure ; les parois sont tendues et bridées. L'orifice interne offre une dilatation d'une petite paume de main, on y trouve des nodosités ; il s'écoule de l'utérus un liquide roussâtre et fétide. L'extraction du tronc fut relativement facile ; M. Pinard dut pratiquer la crâniotomie pour extraire la tête. Il s'écoula alors un liquide absolument infect ; délivrance

artificielle ; abondant lavage intra-utérin, tamponnement
antiseptique ; injectïons de sérum artificiel et antistrepto-
coccique ; glace sur le ventre ; grogs. Mort le soir à
10 heures.

A l'autopsie, on trouve une péritonite généralisée ; il y
a du sang dans le cul-de-sac de Douglas. Le col est représenté par trois moignons scléreux ayant 3 ou 4 centimètres de large ; de place en place, on trouve de petits kystes
muqueux ; on retrouve également deux crins de Florence.
Au niveau du segment inférieur, on découvre une vaste
déchirure du segment inférieur, n'intéressant pas le péritoine, longue de 9 centimètres et large de 4 centimètres.

L'examen histologique du col a montré que le tissu musculaire normal a disparu en partie pour faire place à du
tissu fibreux.

OBSERVATION XV

(Résumée)

Champetier de Ribes, Soc. d'obst., de gyn. et de péd., avril 1899

Grande multipare, étant accouchée 7 fois à terme spontanément. En août 1888, opération de Schrœder. Grossesse immédiatement après ; douleurs continuelles ; le
20 juillet, les membranes se rompent ; elle entre à Tenon.
On constata l'absence de la portion vaginale du col, rem-
placée par un anneau rigide, non dilatable, formé par du
tissu cicatriciel. Craignant que l'utérus ne se rompe, on
dilate ce col avec les doigts d'abord, puis avec le dilatateur de Tarnier ; ce n'est qu'au bout de 53 heures que la
dilatation permet l'accouchement. Enfant vivant de 2.140
grammes. Lochies fétides. Guérison.

En juin 1890, avortement de deux mois. Guérison.

OBSERVATION XVI

(Résumée)

Porak, *Soc. d'obst., de gyn. et de péd.*, avril 1899

Amputation du col, probablement par le procédé de Hégar. Femme moribonde en travail depuis plusieurs jours. Le col rigide laissa passer avec peine les branches du céphalotribe de Bailly. Mort.

OBSERVATION XVII

(Résumée)

Porak, *ibid.*

Femme sur laquelle on a pratiqué une opération sur le col avant la grossesse. Le travail traîna pendant cinq jours à cause de la rigidité du col ; il se produisit une rupture incomplète, transversale, au-dessus et en arrière du col. Pendant l'extraction du fœtus, cette rupture se compléta par la déchirure du péritoine et se compliqua d'une déchirure verticale du col. Laparotomie, suture du péritoine. Guérison.

OBSERVATION XVIII

(Résumée)

Lepage, *Soc. d'obst., de gyn. et de péd.*, avril 1899.

Sextipare de 38 ans ; cinq accouchements normaux : curettage, amputation du col et colpopérinéorrhaphie ; abcès consécutif de la région anale ayant suppuré trois mois.

Cette femme entre, le 27 juin 1898, à peu près à terme

et ayant quelques douleurs. Les membranes sont rompues. Sommet en I.D.T., mobile au détroit supérieur. L'orifice utérin est entr'ouvert et déchiqueté ; à la partie postérieure de l'orifice, on sent deux fils.

La dilatation n'est complète que le 29, à minuit ; expulsion spontanée, mais difficile, à cause d'une bride vaginale, d'un garçon de 3.070 grammes, qu'on dut ranimer et qui exhalait une odeur fétide.

Le 2 juillet, frisson, température de 39°. Soins appropriés. Guérison.

Observation XIX

(Résumée)

La Torre, *Arch. ital. di Ginec.*, 1898

Tertipare de 20 ans. Première grossesse normale, ainsi que l'accouchement ; deuxième grossesse terminée par avortement, à la suite duquel se produisit de l'infection. Une métrite chronique se déclara ensuite. Amputation du col et curettage. Guérison. Au bout de 6 mois, grossesse heureuse ; le travail dura 9 heures ; l'enfant a vécu.

Observation XX

(Résumée)

La Torre, *ibid.*

Multipare de 29 ans ; 4 accouchements à terme avec enfants vivants ; 2 avortements ; métrite chronique. Curettage et amputation du col ; guérison. Au bout d'un an, grossesse heureusement terminée après 7 heures de travail. Le col ne présente aucune déformation, il ne semble pas qu'il ait été opéré.

Observation XXI
(Résumée)
La Torre, *ibid.*

Nullipare de 25 ans, mariée depuis 4 ans. Vaginisme très accentué. Chloroformisation. A l'examen, on trouve un col conique et hypertrophié avec rétré···ement du canal cervical ; amputation du col et dilatation de l'orifice vulvaire. Guérison. Deux ans après, grossesse gémellaire ; accouchement prématuré à 8 mois de deux beaux enfants de 2.800 grammes et 2.670 grammes. Au bout de trois ans, accouchement à terme d'un enfant de 3.600 grammes; deux ans après, troisième grossesse ; l'accouchement fut terminé par une application de forceps à cause de circulaires du cordon qui entouraient le cou et un bras. Le fœtus pesait 3.800 grammes.

Observation XXII
(Résumée)
La Torre, *ibid.*

Nullipare de 21 ans ; mariée depuis 3 ans. Métrite chronique avec hypertrophie du col ; curettage suivi de l'amputation du col ; guérison. Au bout de 8 mois, grossesse compliquée au début de douleurs et d'une leucorrhée abondante. Accouchement normal ; 13 heures de travail.

Observation XXIII
(Résumée)
La Torre, *ibid.*

Multipare de 27 ans. Mariée à 19 ans, enceinte peu après ; accouchement à terme : suites de couches fiévreuses. Ensuite, 3 avortements successifs de 4 à 6 mois. A l'examen, on découvre une profonde déchirure du col à gauche qui devait être la cause des avortements répétés. Curettage, amputation de la lèvre inférieure du col, trachélorrhaphie de la lèvre supérieure. Résultat excellent. L'année suivante, grossesse ; accouchement à terme après 12 heures de travail. Au bout de 2 ans, nouvelle grossesse aussi heureuse.

OBSERVATION XXIV
(Résumée)
La Torre, *ibid.*

Multipare de 30 ans, avec bassin vicié : promonto-pubien minimum de 9 cent. 5. Une première grossesse se termine à terme par une application de forceps ; la déchirure du périnée ne fut pas suturée.

L'année suivante, accouchement prématuré à 7 mois et demi ; l'enfant vécut 4 jours. Deux ans après, accouchement prématuré à 8 mois ; l'enfant vécut 15 jours.

Cette femme se fait examiner par le professeur La Torre, qui trouve une métrite chronique avec déchirure du col très profonde, à laquelle il attribue les accouchements prématurés. Amputation et trachélorrhaphie. Guérison. Nouvelle grossesse, accouchement à terme.

OBSERVATION XXV
(Résumée)
La Torre, *ibid.*

Tertipare de 21 ans. Premier accouchement à terme, siège complet, travail long, extraction manuelle ; enfant mort. Six mois après, nouvelle grossesse avec avortement à 4 mois ; second avortement au bout d'un an, au troisième mois. Ces deux avortements furent occasionnés par le coït.

A l'examen, on trouve une déchirure du col à gauche, et au sommet de celle-ci, un noyau cicatriciel très douloureux. Métrite légère.

Trachélorrhapie ; guérison ; le coït n'est plus douloureux. Un an après, grossesse qui, malgré les rapports sexuels, arriva à terme et se termina par un travail de 11 heures.

OBSERVATION XXVI
(Résumée)
La Torre, *ibid.*

Femme de 27 ans ; deux grossesses, une arrivée à terme, l'autre terminée par avortement au quatrième mois, par suite d'une chute sur le ventre. Leucorrhée, ménorrhagies, douleurs. La Torre diagnostique une rétroversion mobile de l'utérus avec légère déchirure du col. L'utérus est volumineux, il s'agit probablement d'une subinvolution.

Traitement : injections chaudes, électricité et massage ; amélioration. On dut faire cependant le curettage, l'amputation du col et l'opération d'Alexander. Guérison.

Depuis, cette opérée est devenue enceinte ; l'accouchement a eu lieu à terme, après 7 heures de travail.

OBSERVATION XXVII
(Résumée)
La Torre, *ibid.*

Multipare de 27 ans ; deux accouchements à terme, un avortement au quatrième mois. Infection puerpérale après le second accouchement. Hypertrophie de l'utérus, rétro-version mobile ; troubles nerveux graves. Curettage, amputation du col. Guérison après électrisation, massage et bains de mer.

Un an et demi après, grossesse et accouchement à terme en 12 heures de travail.

Observation XXVIII

(Résumée)

Hartmann, *Soc. d'obst., de gyn. et de péd.*, juin 1899.

Mme X... nous est adressée par nos amis, le docteur Grattery et le docteur Chevalier, notre collègue des hôpi-taux. Cette malade présente une déchirure latérale gauche du col, comprenant le vagin et mettant à nu toute la lon-gueur de l'arbre de vie.

Le 28 décembre 1892, nous avivons puis suturons les bords de la déchirure. Réunion par première intention.

En avril 1894, à la suite d'une attaque violente de grippe, cette malade fait une fausse couche de quatre mois que M. Bar attribue à des hémorragies placentaires d'origine grippale.

Le 9 juin 1897, elle accouche à terme sans nouvelle déchirure du col.

Actuellement, elle est enceinte de huit mois et demi et la grossesse se continue normalement.

Observation XXIX

(Résumée)

Hartmann, *ibid.*

Mme B..., 30 ans. Pas de grossesse depuis sept ans, date du dernier accouchement. Malgré le vif désir que cette malade a d'avoir un enfant, elle reste stérile ; aussi son médecin, le docteur Gilbert, nous l'adresse. Nous trouvons une métrite cervicale.

Le 10 juin 1889, curettage et amputation du col. A la suite de cette opération, la malade devient enceinte et à trois enfants, actuellement vivants et bien portants.

Observation XXX
(Résumée)
Hartman, *ibid.*

Mme D..., 32 ans, vient nous consulter pour une déchirure du périnée, déchirure du col étendue au cul-de-sac vaginal, métrite cervicale.

En avril 1894, nous faisons le curettage, l'amputation du col avec excision des parties fibreuses et la périnéorrhaphie.

Depuis ce moment, elle mène deux grossesses à terme, l'une en octobre 1896, l'autre en mai 1898.

Observation XXXI
(Résumée)
Hartmann, *ibid.*

Mme B..., vient nous trouver pour une déchirure du périnée, prolapsus utérin, déchirure partielle du col, métrite cervicale.

En août 1896, curettage, amputation du col, périnéorraphie.

Le 14 octobre 1897, mise au monde d'un enfant vivant de 2.600 grammes.

CONCLUSIONS

I. Les complications observées pendant la grossesse et l'accouchement chez une femme qui a subi l'hystéropexie ou l'amputation du col utérin sont généralement la conséquence directe de l'acte opératoire.

II. L'hystéropexie et l'amputation du col utérin ont le plus souvent une heureuse influence sur la fécondation.

III. L'hystéropexie, gênant la libre expansion de l'utérus, expose à l'arrêt prématuré de la grossesse. L'accouchement est lent à cause de l'antéversion de l'utérus, de l'irrégularité des contractions et quelquefois de la rigidité de la lèvre antérieure du col après vaginofixation.

IV. L'amputation du col de l'utérus favorise l'avortement ou l'accouchement prématuré ; elle expose à un travail prolongé par suite de la rigidité du col.

V. La vie du fœtus, parfois même aussi celle de la mère, sont mises en danger par de multiples complications survenues du fait des deux opérations précitées.

VI. Ces opérations ne doivent donc être pratiquées, sur de jeunes femmes surtout, que d'après des indications précises et par des chirurgiens compétents.

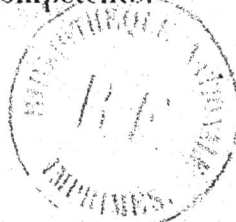

BIBLIOGRAPHIE

I. — Hystéropexie

ABEL. — *Bulletin Médical,* 18 mars 1896.

AUDEBERT et BINAUD. — Hystéropexie et grossesse. *Soc. de Gynéc. de Bordeaux,* 1897.

BASTIANELLI. — Opérations pour les rétrodéviations utérines. *Ann. di ost. e ginec.,* février 1896.

BAUDOUIN. — Hystéropexie abdominale antérieure et opérations sus-pubiennes dans les rétroversions de l'utérus. *Thèse de Paris,* 1890.

BÉGOUIN. — Contribution à l'étude de l'hystéropexie abdominale. *Thèse de Bordeaux,* 1892.

BERRUYER. — L'hystéropexie abdominale antérieure dans le traite-ment des rétrodéviations utérines. Contribution à l'étude des résultats éloignés. *Thèse de Lyon,* 1894.

BIDONE. — *Atti della Soc. ital. di ost. e gin.,* 1898.

BION. — Resultate der Ventrofixatio uteri. *Bern,* 1893.

BLANC. — De la grossesse et du travail après l'hystéropexie abdomi-nale antérieure. — *Thèse de Lyon,* 1897-98.

BOUFFANDEAU. — De l'hystéropexie abdominale par le procédé de Laroyenne. *Thèse de Lyon,* 1894.

BUSCHELK. — Zur Operationen Behandlung der Retroflexionen Uteri. *Arch. für. gyn.,* t. LII.

CHAPUT. — *Bul. de la Soc. d'obst. et de gyn.,* 1893.

CONDAMIN. — *Lyon Médical,* 1896.

CURRIER. — *Centr. f. Gyn.,* 1893, p. 324.

CZERNY. — Ueber di Vornœhung der Ruchwœrts Gelagerten Geber-mutter. *Beitrag. zur. klin. chir.,* Bd. IV, H. 1, 1888.

DÉMELIN. — Du segment inférieur de l'utérus. *Thèse de Paris*, 1888.

— Des hystéropexies considérées au point de vue obstétrical. *L'Obstétrique*, 1896.

DOEDERLEIN. — *Centr. für Gyn.*, n° 32, 1896, p. 838.

DORLAND. — *University med. Magazine*, déc. 1896.

DUHRSSEN. — *Zeits. f. geb.*, vol. 24, 1892, p. 368 ; *Centr. f. Gyn.*, 1892, p. 924 ; *Arch. für Gyn.*, 1894, p. 284 ; *Berlin. klin. Woch.*, avril 1896.

DUMORET. — Laparo-hystéropexie contre le prolapsus utérin. *Thèse de Paris*, 1889.

EDEBOHLS. — Pregnancy after ventrofixation of the uterus. *New-York obst. soc.*, 1893 ; *Medicals News*, mars 1896.

FLAISCHLEN. — Zur ventrofixatio uteri. *Zeit. für Geb. und Gyn.*, vol. XXII, 1891 ; vol. XXXIV, p. 301.

FRAIPOUL. — Annales de la Société médico-chirurgicale de Liège, 1891.

FRITSCH. — *Soc. méd. de Berlin*, mars 1894.

FROMMEL. — Zur operativen Behandlung der retrodeviation des Uterus von der Bauchhöhle. *Zeit. für Geb. und Gyn.*, tom. 27, p. 291.

GESSNER. — Geburtsstörung nach vaginofixation. *Berlin. klin. Woch.*, 28 déc. 1896, p. 1160.

GIBERT. — *L'Obstétrique*, 1897, p. 149.

GOTTSCHALK. — *Centr. für. Gyn.*, nos 8 et 20, 1891.

GOUILLOUD. — *Province Méd.*, 1895, n° 10.

GUBAROFF. — *La Semaine Méd.*, 5 juin 1895.

GRAEFE. — *Zeit f. geb.*, vol. 34, cah. 2, p. 305.

HEATOU. — *The am. gyn. journal*, oct. 1897.

— *The am. journ. of obst.*, déc. 1897.

HIRST. — *The am. journ. of obst.*, 1897, p. 116.

HOWITZ-MEYER. — Die operative Behandlung af retrodeviationer al uterus. *Gyn. og. obst. Medeleher*, tome VIII, 1891.

JACOBS. — *Bul. et mém. de la Soc. obst. et gyn. de Paris*, déc. 1891.

— Congrès de gyn. et d'obs., Genève, 1896.

JEANNEL. — Suites éloignées de l'hystéropexie. *Arch. méd. de Toulouse*, juillet, 1896.

KALLMORGEN. — Dystocie par vagino-fixation comme indication de l'opération césarienne. *Zeit. f. Geb. und. Gyn.*, 1899, Bd. XLI, H. 2.

KALTENBACH. — Beitrage zur Laparatomie bei fibrœsen Tumoren des
    Uterus. Zeit f. Geb. und Gyn., tome II, 1878.
KELLY. — Hystœrorrhaphie. Ann. Jour. of the med. sciences, 1888.
KLOTZ. — Centr. f. Gyn. 1888, n° 5.
    —   Centr. f. Gyn., 1891, p. 97 et 114.
KŒBERLÉ. — Gazette méd. de Strasbourg, 1877, n° 3.
KOSSMANN. — Zeit. f. Geb., vol. 34, cahier 2.
KRIM. — Cincinat. med. Journal, sept. 1898.
KUTSNER. — Congrès des gynécologistes allemands, Fribourg, juin 1889.
LABUSQUIÈRE. — An. de gyn., 1891.
LAMORT. — De l'influence comparée du raccourcissement des liga-
    ments ronds et de l'hystéropexie abdominale au point de vue
    obstétrical. Thèse de Bordeaux, 1894.
LAPTHORN-SMITH. — Annals of gyn and Pœd., 1898.
    —   Med. News., juillet 1898.
LEFAYE. — Quelques opérations sur l'utérus et sur les annexes dans
    leurs rapports avec la grossesse et l'accouchement. Thèse de
    Paris, 1895.
LÉON. — Des résultats de l'hystéropexie abdominale antérieure au
    point de vue de la grossesse. Thèse de Lyon, 1894.
LÉOPOLD. — Ueber die Annœhung der retroflectirten angerichteten
    Gebermutter an der vorderen Baachwand. Sam. Klin. Vortr.,
    Leipzig, 1889.
    —   Deutsch. med. Woch, 1891-95.
LINDFORS. — Fall von wie derholder Ventrofixatio Uteri gegen Prolaps.
    Centr. f. Gyn., 23 avril 1898.
LOELHEIN. — Ueber Schwangerschaft nach Hysteropexie. Deutsch
    med. Woch., 1894, p. 241.
LUCIEN. — Influence de l'hystéropexie abdominale antérieure sur les
    grossesses ultérieures. Thèse de Nancy, 1896.
MACKENRODT. — Deutsch med. Woch, 2 juin 1892.
    —   Soc. obst. et gyn. de Berlin, 25 oct. 1895.
    —   The ann. journ. of obst., 1896.
MAYO-ROBSON. — Brit. gyn. soc., 21 mars, 6 avril.
    —   The Lancet, n° XII et XVI.
MILAENDER. — Ventrofixation des Uterus Schwangerschaft und quer-
    lage des Kindes. Zeit f. Geb. und Gyn., XXXIII.

Müller. — Zur operativen Behandlung der Retroversioflexio Uteri. *Thèse de Wurzburg*, 1896.

Napier. — *Brit. gyn. soc.*, 1896.

Negri. — *Annali di ostet*, 1896, n° 6.

Newman. — *New-York med. journal*, août 1897.

Noble. — *The ann. journ. of obst.*, août 1896..

Norris. — *The ann. journ. of obst.*, 1897.

Olshausen. — *Centr. f. Gyn.*, 1886, n° 43.

— *Zeit. f. Geb. und Gyn.*, t. XX.

Péan. — *Congrès périodique de gyn. et d'obst.*, Genève, 1896.

Penrose. — *The ann. journ. of. obst.*, 1897.

Pinard. — *Soc. d'obst. de gyn. et de péd. de Paris*, 1899.

Pozzi (S.) — Traité de gynécologie, 1899.

Piras. — De l'hystéropexie abdominale dans ses rapports avec la puerpéralité. *Thèse de Paris*, 1896

Plummer. — *The ann. journ. of obst.*, avril 1896.

Poltowicz. — *Gazette de la Suisse romande*, janvier 1895.

Rivière. — De l'hystéropexie et du raccourcissement des ligaments ronds au point de vue obstétrical. *Soc. d'obst. de Bordeaux*, 14 juin 1892.

Routier. — *Congrès de Fribourg*, juin 1889.

— *Gazette des Hôpitaux*, nov. 1889.

Rudaux. — *Soc. d'obst. de gyn. et de péd. de Paris*, 1899

Saenger. — *Centr. f. Gyn.*, 1888, n°s 2 et 3.

— *Congrès de Fribourg*, 1889.

— *Centr. f. Gyn*, 1897, n° 16.

Schatz. — *Brit. med. journal*, oct. 1895.

Schwartz. — *Cong. de gyn. et d'obst.*, Genève, 1896.

Selhorst. — *Centr f. Gyn.*, 1897, p. 556.

Schulte. — *Monats. f. Geb. und Gyn.*, oct. 1899, Bd. X, Hf. 4.

Sims. — *The Brit. med. journ.*, 1877.

Sinclair. — *Manchester chronicle*, avril 1894.

Sperling. — *Deutsch. med. Woch.*, 1891 et 1895.

Strassmann. — *Arch. f. Gyn.*, t. 50, p. 173.

— *Zeit. f. Geb.*, Bd. XXXIII, p. 510.

Villeneuve — De l'hystéropexie abdominale antérieure dans ses rapports avec la puerpéralité. *Thèse de Toulouse*, 1899.

Vlaccos. — *Progrès méd.*, décembre 1890.

Von Guérard. — *Centr. f. Gyn.*, n° 20, 16 mai 1896.

Zeimet. — Les résultats de l'hystéropexie abdominale, *Thèse de Paris*, 1898.

Wegener. — *Centr. f. Gyn.*, 1896, n° 13.

Wertheim. — *Centr. f. Gyn.*, 1896, n° 2.

Wendeler. — *Zeits. f. Gyn.*, vol. 34, cah. 2.

Winter. — *Soc. de gyn. et d'obst. de Berlin*, mars 1894.

Wyllie. — Acad. de méd. de New-York, 1888.

II. — Amputation du Col

Audebert. — Étude sur la grossesse et l'accouchement après l'amputation du col. *Annales de gynécologie*, 1898.

Bouilly. — *Soc. d'obst de gyn. et de péd. de Paris*, 1899.

Caillou. — Des conséquences éloignées des cautérisations utérines au point de vue dystocique. *Thèse de Lyon*, 1898 99.

Champetier de Ribes. — *Soc d'obst. de gyn et de péd. de Paris*, 1899.

Cuzzi et Resinelli. — Risultati prossimi e remoti della Raschio-Amputazione dell'utero. *Pavie*, 1892.

Doléris. — *Soc. d'obst. de gyn. et de péd. de Paris*, 1899.

Ducasse. — La conception, la grossesse et l'accouchement après la trachélorraphie et l'amputation du col de l'utérus. *Thèse de Paris*, 1889.

Gottschalk. — *Deutsch. med. Wochensch.*, avril 1896.

Hartmann. — *Soc. d'obst., de gyn. et de péd. de Paris*, 1899.

Isaac. — *Thèse de Paris*, 1895.

Jacob. — Amputation du col utérin et accidents consécutifs. *Sem. gyn.*, 19 septembre 1899.

La Torre. — *Arch. ital. de gynec.*, 1898, tome I, page 209.

Lefèvre. — Une forme commune de stérilité féminine et son traitement. *Thèse de Paris*, 1898.

Lepage. — *Soc. d'obst. de gyn. et de péd. de Paris*, 1899.

Pescher. — Contribution à l'étude de l'opération de Schrœder. *Thèse de Paris*, 1892.

Pinard. — *Soc. d'obst., de gyn. et de pœd. de Paris*, 1899.

Pichevin. — Amputation du col utérin et accidents consécutifs. *Sem. gyn.*, octobre 1899.

Porak. — *Soc. d'obst., de gyn. et de péd. de Paris*, 1899.

Pozzi. — *Soc. d'obst., de gyn. et de péd. de Paris*, 1899.

Quénu. — *Soc. d'obst., de gyn. et de péd. de Paris*, 1899.

Richelot. — *Ibid.*

Saïas. — De la métrite chronique du col consécutive à sa déchirure.
Thèse de Paris, 1898.

Second. — *Soc. d'obst., de gyn, et de péd. de Paris*, 1899

Varnier. — *Ibid.*

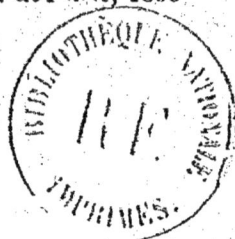

www.ingramcontent.com/pod-product-compliance
Lightning Source LLC
Chambersburg PA
CBHW050604210326
41521CB00008B/1101